Amrit Kaur

Guia de cuidados de fisioterapia durante o período pré-natal, parto e pós-natal

Amrit Kaur

Guia de cuidados de fisioterapia durante o período pré-natal, parto e pós-natal

ScienciaScripts

Cover image: www.ingimage.com

This book is a translation from the original published under ISBN 978-3-659-83033-4.

Publisher:
Sciencia Scripts
is a trademark of
Dodo Books Indian Ocean Ltd. and OmniScriptum S.R.L publishing group

120 High Road, East Finchley, London, N2 9ED, United Kingdom
Str. Armeneasca 28/1, office 1, Chisinau MD-2012, Republic of Moldova, Europe
Printed at: see last page
ISBN: 978-620-8-24915-1

Índice:

Guia de cuidados de fisioterapia durante o período pré-natal, parto e pós-natal.

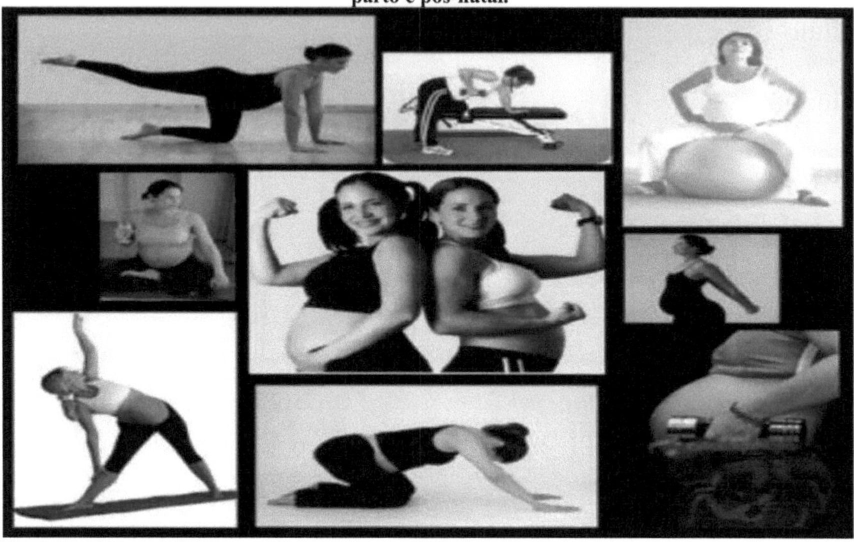

BY
Dr. AMRIT KAUR
PROFESSOR ASSOCIADO
FACULDADE DE FISIOTERAPIA N.D.M.V.P, NASHIK

Dedico este livro aos meus pais, que me ensinaram a importância da educação, da perseverança e da curiosidade intelectual.
Gostaria também de agradecer às minhas irmãs e ao meu marido, pois a sua sabedoria e perspicácia ajudaram-me a transformar o meu conceito em realidade.

Capítulo 1

GRAVIDEZ E DESENVOLVIMENTO FETAL

Após a fertilização, o óvulo começa a dividir-se e, durante os 8 dias seguintes, o grupo de células é alimentado por secreções da trompa de Falópio à medida que é impulsionado em direção à cavidade uterina. Possivelmente a partir do dia da conceção, a camada exterior (trofoblasto) deste grupo crescente de células (mórula) produz gonadotrofina coriónica humana (HCG) para prevenir a menstruação e a involução do corpo lúteo no ovário. Durante 8 semanas, o corpo lúteo é o principal produtor das hormonas progesterona, vários estrogénios e relaxina. Para que a mórula sobreviva, é necessário que ocorra a implantação para que se desenvolva uma linha de abastecimento nutricional mais permanente e uma produção hormonal adicional. As células exteriores são revestidas por uma segunda camada e, em conjunto, estas duas camadas são designadas por córion. A bola esférica de células é agora chamada blastocisto; é oca, com uma massa interna de células de um lado que se desenvolverá no embrião. O córion divide-se para produzir uma miríade de pequenos processos em forma de língua ou vilosidades por todo o endométrio uterino, ou decídua, como também é conhecido na gravidez. São estas vilosidades coriónicas que podem ser amostradas entre as 8 e as 10 semanas para detetar doenças hereditárias. As vilosidades penetram de facto nos sinusóides sanguíneos da decídua e o sangue materno passa por cima delas. O blastocisto está, portanto, embutido na decídua; no entanto, à medida que cresce, ele se projeta para dentro da cavidade uterina, esticando a superfície de cobertura da decídua. As vilosidades atrofiam-se sobre esta porção, mas não onde o blastocisto permanece em contacto com a parte interna da decídua. O local mais interno desenvolve-se na placenta a partir da 6ª semana. A placenta em forma de disco cresce ao longo da gravidez e, no termo, mede cerca de 20 cm de diâmetro, tem 3 cm de espessura e pesa cerca de 500-700 g, aproximadamente um sexto do peso do bebé. Mantém a circulação fetal, que é totalmente separada da da mãe, e é responsável pelas funções vitais de respiração, absorção de nutrientes e excreção; actua como pulmão e intestino do feto. Durante a gravidez, a placenta torna-se também uma importante estrutura produtora de hormonas, produzindo progestagénios e estrogénios. Ao aumentar os níveis maternos destas hormonas, a menstruação continua a ser inibida. No início da gravidez, a placenta também produz HCG, que atinge um pico por volta das 8-10 semanas e depois diminui até às 18 semanas para um nível muito mais baixo que se mantém até depois do parto. O HCG tem sido implicado nos "enjoos matinais". Foi sugerido que o corpo lúteo pode permanecer ativo durante toda a gravidez como fonte de relaxina, mas Bigazzi et al (1980) e Bryant Greenwood (1982) referem a decídua humana como outro local de produção. Costumava-se pensar que a placenta actuava como uma barreira às substâncias presentes no sangue materno que poderiam ser prejudiciais para o feto, por exemplo, vírus e drogas (incluindo a nicotina e o álcool). Atualmente, sabe-se que não é esse o caso e um princípio simples a seguir é que, se uma substância se encontra no sangue materno, também se encontra no sangue fetal. Para além disso, os tecidos fetais são mais sensíveis ao efeito dos fármacos, uma vez que o fígado fetal é imaturo, o metabolismo dos fármacos é muito raro, pelo que pode haver uma acumulação ao longo do tempo de um determinado fármaco ligado às proteínas plasmáticas. É por esta razão que se deve ter muito cuidado tanto na utilização de medicamentos de venda livre (OTC) como na prescrição de medicamentos para mulheres grávidas.

Calcula-se que uma gravidez humana dura normalmente cerca de 40 semanas ou 280 dias. Se a data de início do último fluxo menstrual for conhecida, a data estimada do parto (EDD) pode ser calculada adicionando 7 dias à data e depois adicionando 9 meses; por exemplo:

Data do início do último fluxo menstrual - 8 de fevereiro

8 de fevereiro + 7 dias - 15 de fevereiro

15 de fevereiro +9 meses -15 de novembro

EDD - 15 de novembro

Em alternativa, adicionam-se 7 dias à data do último fluxo menstrual e deduzem-se 3 meses de calendário. Este método de cálculo do DDD é conhecido como *a regra de Naegele*.

A gravidez divide-se, para efeitos de descrição e discussão, em três períodos de 3 meses ou trimestres: culmina com o trabalho de parto e o nascimento do feto e da placenta, e é seguida pelo puerpério, um período de 6-8 semanas durante o qual as restantes alterações da gravidez se revertem. Durante as primeiras 8 semanas, é habitual designar o bebé em desenvolvimento por *embrião*; depois disso, até ao parto, é designado por *feto*. O feto cresce no interior de um fino saco semitransparente (o âmnio), é banhado por líquido amniótico e está ligado à placenta pelo cordão umbilical. O líquido é segregado pela placenta, pelo âmnio e pelo cordão umbilical. O feto bebe-o e excreta-o na urina; diz-se que é reposto de 3 em 3 horas. É interessante notar que, quando os rins do feto estão ausentes ou a uretra está bloqueada, há menos líquido do que o normal (oligohidrâmnio), e quando o feto tem atresia do esófago, pode haver um aumento de líquido (polihidrâmnio). O volume de líquido aumenta normalmente ao longo da gravidez, atingindo o seu máximo de cerca de um litro por volta das 38 semanas de gestação. Contém uma variedade de substâncias, incluindo proteínas, açúcares, estrogénios, progesterona, prostaglandinas e células da pele do feto. É este o líquido retirado aquando da amniocentese.

Diz-se que um bebé é "de termo" com uma idade gestacional de 37 ou mais semanas, desde que pese mais de 2500 g. A sobrevivência é boa acima das 34 semanas e é mais fraca abaixo das 28 semanas, embora já tenha sido alcançada a sobrevivência após o nascimento às 23 semanas de gestação. A morbilidade associada ao bebé de idade gestacional mais curta deve-se ao facto de os pulmões e o centro respiratório não estarem completamente desenvolvidos, à pouca ou nenhuma imunidade às infecções, à imaturidade do fígado, que conduz a defeitos de coagulação, e a dificuldades de alimentação. Diz-se que um bebé tem baixo peso à nascença se pesar menos de 2500 g à nascença. Os bebés com muito baixo peso à nascença (VLBW) são os que têm menos de 1500 g à nascença e os bebés com peso extremamente baixo à nascença (ELBW) são os que têm menos de 1000 g à nascença. Um bebé "pré-termo" é aquele cuja idade gestacional é inferior a 37 semanas. O termo "extremamente pré-termo" é utilizado para os bebés nascidos com 26 semanas ou menos. Um bebé será considerado "pequeno para a idade gestacional" se o seu peso à nascença for inferior ao 10º centile para a sua idade gestacional. De todas as mortes neonatais, 75-90% são devidas a nascimentos pré-termo.

Capítulo 2

AS ALTERAÇÕES FÍSICAS E FISIOLÓGICAS DA GRAVIDEZ

As alterações da gravidez resultam principalmente da interação de quatro factores: as alterações do colagénio e da musculatura involuntária mediadas pelas hormonas, o aumento do volume sanguíneo total com aumento do fluxo sanguíneo para o útero e para os rins, o crescimento do feto com o consequente aumento e deslocamento do útero e, finalmente, o aumento do peso corporal e as alterações adaptativas do centro de gravidade e da postura.

SISTEMA ENDÓCRINO

- A glândula suprarrenal aumenta durante a gravidez devido à hiperplasia da glândula suprarrenal.
- A tiroide aumenta em mais de 50% devido à formação de novos folículos, ao aumento da vascularização e à formação de células, o que leva a um aumento da taxa metabólica basal de 10-30% até à 16ª semana[th] .
- Hipertrofia das glândulas paratiróides devido ao aumento das necessidades de cálcio do feto. Os fluidos extracelulares maternos para o feto mantêm a concentração normal de iões de cálcio. O cálcio é absorvido pelos ossos da mãe.
- As glândulas pituitárias maternas aumentam devido às células da gravidez que contêm prolactina. O lobo anterior aumenta 20-40%, o que leva a um aumento da produção de estrogénios.

Efeitos da progesterona

1. Diminuição do tónus do músculo liso:
   a. Os alimentos podem permanecer mais tempo no estômago porque a atividade peristáltica é reduzida
   b. A absorção de água no cólon é aumentada, levando a uma tendência para a obstipação
   c. O tónus muscular uterino é reduzido; a atividade uterina é amortecida
   d. Tónus uretral reduzido, o que pode resultar em incontinência de esforço
   e. Dilatação dos ureteres favorecendo a estase da urina com alongamento para acomodar o tamanho crescente do útero; isto pode contribuir para a probabilidade de infecções do trato urinário
   f. Tónus do músculo detrusor reduzido
   g. Diminuição do tónus do músculo liso das paredes dos vasos sanguíneos, o que leva à dilatação dos vasos sanguíneos e à diminuição da pressão diastólica.
2. Aumento da temperatura (0,5-1°C).
3. Redução da tensão alveolar e arterial de PCO2, hiperventilação
4. Desenvolvimento das células alveolares e glandulares produtoras de leite dos seios.
5. Aumento da acumulação de gorduras.

Efeitos dos estrogénios

1. Aumento do crescimento do útero e dos ductos mamários.
2. Aumento dos níveis de prolactina para preparar os seios para a lactação; os estrogénios podem ajudar o metabolismo materno do cálcio.
3. Pode preparar locais receptores para a relaxina (por exemplo, articulações pélvicas, cápsulas articulares e colo do útero).
4. Aumento da retenção de água, pode provocar a retenção de sódio.
5. Níveis mais elevados resultam num aumento do glicogénio vaginal, predispondo à candidíase

Efeitos do Relaxin-

1. Substituição gradual do colagénio nos tecidos alvo (por exemplo, articulações pélvicas, cápsulas articulares, colo do útero) por uma forma modificada remodelada que tem **maior** extensibilidade e flexibilidade. A síntese de colagénio é maior do **que** a degradação do colagénio e há um aumento do teor de água, pelo que há **um** aumento de volume.
2. Inibição da atividade miometrial durante a gravidez até às 28 semanas, quando as mulheres se apercebem das contracções de Braxton Hicks.
3. Pode ter um papel na notável capacidade de distensão do útero e na produção do tecido conjuntivo de suporte adicional necessário para as fibras musculares em crescimento.
4. No final da gravidez, o aumento dos níveis de relaxina provoca o amolecimento do conteúdo de colagénio do colo do útero
5. Pode ter um papel no crescimento mamário.

6. Afecta o relaxamento dos músculos do pavimento pélvico.

Alterações hormonais específicas

Gonadotrofina coriónica humana (hCG)

A fertilização do óvulo impede a regressão do corpo lúteo. Em vez disso, o corpo lúteo aumenta, estimulado pela hormona glicoproteica, hCG, produzida pelo trofoblasto (a placenta em desenvolvimento).

Esta hormona (os ensaios medem geralmente a subunidade P) pode ser detectada no sangue materno 6-9 dias após a conceção e pode ser detetável na urina 1-2 dias depois. A sua deteção na urina constitui um teste altamente sensível e específico para o diagnóstico da gravidez. A secreção de p-hCG começa a diminuir por volta das 10-12 semanas, embora permaneça detetável na urina durante toda a gravidez. A hCG também é produzida por alguns tumores.

Considera-se que a HCG desempenha um papel nos desconfortos do início da gravidez, como os enjoos matinais e a fadiga.

A HCG nos primeiros dias de gravidez ajuda a suportar a gravidez, estimulando os ovários a produzir progesterona, resultando na cessação do ciclo menstrual durante a gravidez

OXITOCINA

A glândula pituitária segrega esta hormona no cérebro. A oxitocina ativa as contracções de Braxton Hicks, bem como as contracções do parto. É também responsável por estimular as glândulas leiteiras a produzir leite, o reflexo de ejeção do leite.

Uma versão sintética desta hormona, a Pitocina, é por vezes utilizada para induzir contracções de parto. A oxitocina é por vezes referida como a hormona do carinho, uma vez que pode ser libertada em resposta ao contacto agradável com o seu bebé, com o seu parceiro e durante o sexo.

MELANOCITE

Esta hormona provoca alterações de pigmentação no corpo da mãe, que podem ser observadas como linha negra, colasma e mamilos escurecidos durante a gravidez. As alterações de pigmentação geralmente desaparecem após o parto.

O corpo produz endorfinas em resposta à dor ou ao stress, e a gravidez não é exceção. Estas endorfinas são produzidas durante toda a gravidez, especialmente durante o parto. Os níveis de endorfinas diminuem após o parto

SISTEMA REPRODUTOR

A amenorreia é um dos primeiros sinais de gravidez para a maioria das mulheres, embora não seja invulgar ter uma ligeira hemorragia, durante 1-2 dias, na altura em que a menstruação seria esperada se a conceção não tivesse ocorrido.

Ovários:

- Ambos os ovários estão aumentados devido ao aumento da vascularização e do edema, particularmente o que contém o corpo lúteo.
- O corpo lúteo começa a degenerar após a 10ª semana, altura em que se forma a placenta.
- O corpo lúteo segrega estrogénio, progesterona e relaxina.
- A relaxina é uma hormona proteica. O seu papel exato na gravidez é desconhecido. Pode induzir o amolecimento e o apagamento do colo do útero.
- A ovulação cessa durante a gravidez devido à inibição da hipófise pelos níveis elevados de estrogénio e progesterona.

Trompas de Falópio:

- A musculatura hipertrofia-se e o epitélio torna-se achatado.

Útero:

1. Útero não grávido - pesa cerca de 50g e mede cerca de 7,5 cm de comprimento
2. Útero no termo - pesa 900-1000 g e mede cerca de 35 cm de comprimento
3. Alargamento - É afetado pelos seguintes factores:
   a) Alterações nos músculos - Os músculos sofrem hipertrofia e hiperplasia sob a influência dos estrogénios e da progesterona. Também sofrem um alongamento significativo.
   b) Simultaneamente, há um aumento do número e do tamanho dos tecidos fibrosos e elásticos de suporte.
   c) Disposição das fibras musculares - Estão presentes três camadas distintas.
      - Longitudinal externo - Segue uma disposição em forma de capuz sobre o fundo.
      - Intermediária - É a camada mais espessa e mais forte, disposta de forma cruzada, através da qual correm os vasos sanguíneos. A aposição de duas fibras musculares de dupla curvatura dá a forma de 8. Assim, quando os músculos se contraem, ocluem os vasos sanguíneos que atravessam as fibras, pelo que se designa

por ligadura viva.

- Circular interna - É escassa e tem uma disposição semelhante a um esfíncter, à volta dos orifícios tubários e do orifício interno.

4. Peso - O aumento de peso deve-se ao aumento do crescimento dos músculos uterinos, dos tecidos conjuntivos e dos canais vasculares.

5. Relação

a. Forma

1) Primeiros meses - a forma piriforme não grávida mantém-se

2) 12 semanas - globular

3) 28semanas - oval

4) 36 semanas - esférico

b.Posição - A posição antevertida normal é exagerada até às 8 semanas. Assim, o útero aumentado pode deitar-se sobre a bexiga. Posteriormente, torna-se ereto e o eixo longo do útero está em conformidade com o eixo da entrada. À medida que o termo se aproxima, especialmente em multíparas com parede abdominal frouxa, há uma tendência para a anteversão. Mas nas primigestas com boa tonificação dos músculos abdominais, o útero mantém-se firme contra a coluna vertebral materna.

c.Obliquidade lateral - À medida que o útero aumenta de tamanho para ocupar a cavidade abdominal, normalmente roda no seu eixo longo para a direita (dextro-rotação), devido à ocupação do reto-sigmoide no quadrante posterior esquerdo da pélvis. O colo do útero é desviado para o lado esquerdo (levo-rotação), aproximando-o do ureter.

b. Contracções (Braxton-Hicks)

a. Estas contracções são irregulares, pouco frequentes e indolores, sem qualquer efeito na dilatação do colo do útero.

b. Desde as primeiras semanas de gravidez, o útero sofre uma contração espontânea

c. Isto pode ser sentido durante a palpação bimanual nas primeiras semanas ou durante a palpação abdominal, quando o útero parece mais firme num momento e mais mole noutro. Embora espontâneas, as contracções podem ser excitadas pela fricção do útero.

d. A curto prazo, as contracções tornam-se frequentes e aumentam de intensidade, de modo a causar algum desconforto à paciente. Por fim, confundem-se com as contracções uterinas dolorosas do parto.

e. Na gravidez abdominal, a contração de Braxton-Hicks não é sentida.

f. Durante a contração, há um encerramento completo das veias uterinas com oclusão parcial das artérias em relação ao espaço interviloso, resultando na estagnação do sangue nesse espaço. Isto diminui a perfusão placentária, causando hipoxia fetal transitória que leva a bradicardia fetal coincidente com a contração.

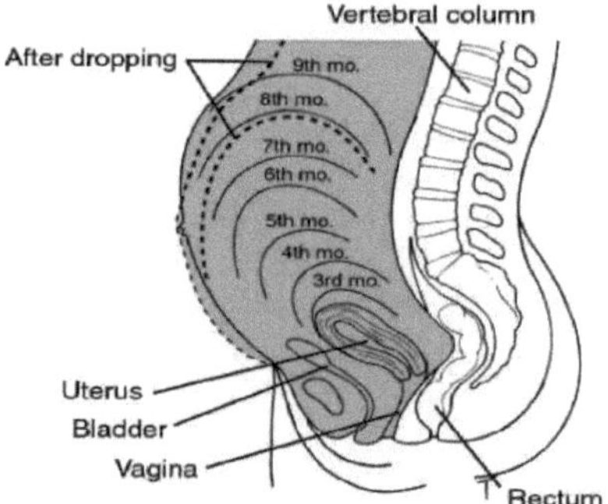

Colo do útero:

1. Estroma

a. Verifica-se hipertrofia e hiperplasia dos tecidos elásticos e conjuntivos.

b. Os fluidos acumulam-se no interior e entre as fibras.

c. A vascularização está aumentada, especialmente sob o epitélio escamoso do portio vaginalis, que é responsável pela sua coloração azulada.

d. Todos estes factores levam a um amolecimento acentuado do colo do útero (sinal de Goodell), que é evidente logo a partir das 6 semanas. Começa na margem do orifício externo e depois espalha-se para cima.

e. É um auxiliar de diagnóstico na gravidez e também facilita a dilatação cervical durante o parto.

2. Epitélio - Há uma proliferação acentuada da mucosa endocervical com extensão para baixo, para além da junção escamo-colunar. Isto dá origem a uma aparência clínica de erosão cervical. Estas alterações são induzidas pelos estrogénios e regridem espontaneamente após o parto.

3. Secreção - É conhecida como leucorreia fisiológica da gravidez. É abundante e tenaz. Deve-se ao efeito da progesterona. O muco enche as glândulas e forma um tampão espesso que sela efetivamente o canal cervical.

4. Anatómica - O comprimento do colo do útero mantém-se inalterado, mas torna-se volumoso. O colo do útero dirige-se para trás mas, após o encaixe da cabeça, dirige-se para a linha da vagina. Há um desdobramento do istmo, a partir das 12 semanas, que participa na formação do segmento uterino inferior. Nota-se uma quantidade variável de apagamento próximo ao termo em primigestas. Nas multíparas, o canal está ligeiramente dilatado.

A Vagina:

1. As paredes vaginais tornam-se hipertrofiadas, edematosas e mais vasculares.
2. Sinal de Jacquemier (ou sinal de Chadwick) - o aumento da irrigação sanguínea do plexo venoso que envolve as paredes confere à mucosa uma coloração azulada.
3. O comprimento da parede vaginal anterior é aumentado.
4. Secreção - Torna-se abundante, fina e branca. O pH torna-se ácido.
5. Citologia - Há uma preponderância de células naviculares no cacho.

A Vulva:

1. Torna-se edematoso e hiperémico.
2. Podem aparecer varizes superficiais, especialmente em multíparas.
3. Os pequenos lábios são pigmentados e hipertrofiados.

OS SEIOS - As alterações dos seios são mais evidentes nas primigestas. Nas multíparas que já amamentaram, as alterações não são claramente definidas.

Tamanho

1. O aumento de tamanho torna-se evidente logo nas primeiras semanas. Isto deve-se a uma hipertrofia e proliferação acentuadas dos ductos (estrogénio) e dos alvéolos (estrogénio e progesterona), que são marcantes nos lóbulos periféricos. Há também hipertrofia do estroma do tecido conjuntivo.
2. As células mioepiteliais tornam-se proeminentes.
3. A vascularização é aumentada, o que resulta no aparecimento de veias azuladas que correm sob a pele.
4. A cauda axilar torna-se alargada e dolorosa.
5. Pode haver evidência de estriação devido ao estiramento da cutis.

Mamilos e aréola

1. Os mamilos tornam-se maiores, erécteis e profundamente pigmentados.
2. Tubérculos de Montgomery - Formam-se quando as glândulas sebáceas (5-15 em número), que permanecem invisíveis no estado não grávido na aréola, se hipertrofiam. Estas glândulas estão situadas à volta dos mamilos. A sua secreção mantém o mamilo e a aréola húmidos e saudáveis.
3. Aréola secundária - É uma zona exterior de área pigmentada menos marcada e irregular. Aparece no segundo trimestre.

Secreção

1. A secreção pode ser expelida do peito por volta das 12 semanas.
2. Mais tarde, por volta da 16ª semana, torna-se espesso e amarelado.
3. A demonstração de secreção da mama de uma mulher que nunca amamentou é um sinal importante de gravidez.
4. Nos últimos meses, o colostro pode ser extraído dos mamilos.

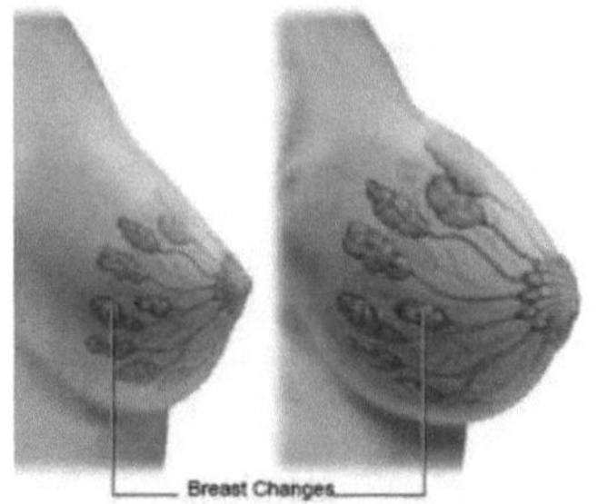

ALTERAÇÕES HEMATOLÓGICAS

Volume de sangue.

- O volume total de sangue aumenta de forma constante desde o início da gravidez até atingir um máximo de 35-45% acima do nível de não grávida às 32 semanas.
- O volume plasmático aumenta 40%, enquanto a massa de glóbulos vermelhos aumenta 20%, o que conduz a uma hemodiluição (anemia fisiológica).

Índices sanguíneos:

1. Eritrócitos: diminuem durante a gravidez de 4,5 milhões para 3,7 milhões /mm3 relativamente ao aumento do volume plasmático. O seu teor de 2,3 difosfoglicerato aumenta, competindo pelos locais de ligação do oxigénio na molécula de hemoglobina, libertando assim mais O2 para o feto.
2. Concentração de hemoglobina: desce de 14 g/dl para 12 g/dl.
3. Leucócitos: aumentam de 7.000/mm3 para 10.500/mm durante a gravidez e até 16.000/mm3 durante o parto.
4. Fibrinogénio: aumenta de 200-400 mg/dl para 400-600 mg/dl.
5. Velocidade de sedimentação de eritrócitos: aumenta de 12 para 50 mm/hora.

SISTEMA CARDIOVASCULAR

Coração:

1. Posição: Como o diafragma se eleva progressivamente durante a gravidez, o ápice é deslocado para cima e para a esquerda, de modo a situar-se no 4º espaço intercostal, fora da linha clavicular média.
2. Frequência: A frequência de pulso em repouso aumenta em 10-15 batimentos por minuto durante a gravidez.
3. Débito cardíaco: aumenta principalmente através do aumento do volume sistólico e não do aumento da frequência cardíaca, atingindo um máximo de 40% acima do nível de não grávida às 20 semanas e mantendo-se até ao termo.
4. O coração aumenta de tamanho e recebe mais sangue, pelo que o volume sistólico aumenta e o débito cardíaco aumenta em 30-50%; há um pequeno aumento progressivo da frequência cardíaca durante a gravidez

Artérias:

- A pressão arterial diminui normalmente durante o segundo trimestre devido à vasodilatação periférica causada pelos estrogénios e pelas prostaglandinas.
- A progesterona actua sobre o músculo liso das paredes dos vasos sanguíneos, produzindo uma ligeira hipotonia e provocando um pequeno aumento da temperatura corporal; por conseguinte, as mulheres grávidas têm geralmente uma boa circulação periférica e não sentem frio.
- A postura da mulher grávida afecta a pressão arterial. Normalmente, a pressão arterial é mais elevada quando a mulher está sentada, mais baixa quando está deitada na posição de decúbito lateral e intermédia quando está em posição supina.
- A síndrome hipotensiva supina pode desenvolver-se em algumas mulheres no final da gravidez em posição supina. Esta situação deve-se à compressão da veia cava inferior pelo grande útero grávido, o que resulta numa diminuição do retorno venoso, numa diminuição do débito cardíaco e numa pressão arterial baixa, podendo ocorrer desmaios.

Como resultado do aumento da circulação periférica e da estimulação hormonal, as membranas mucosas (por exemplo, nasais e vaginais) tornam-se mais activas e exuberantes. Isto pode resultar em sintomas como nariz "entupido" e aumento do corrimento vaginal. Consequentemente, pode verificar-se um prolongamento da tosse e das constipações, bem como hemorragias nasais e aftas vaginais

Veias:

As varicosidades nos membros inferiores e na vulva podem ocorrer devido a:

(1) Contrapressão da veia cava inferior comprimida pelo útero grávido.

(2) Relaxamento dos músculos lisos da parede das veias pela progesterona.

(3) O coração aumenta de tamanho e recebe mais sangue, pelo que o volume sistólico aumenta e o débito cardíaco aumenta em 30-50%; há um pequeno aumento progressivo da frequência cardíaca durante a gravidez

(4) Os estrogénios podem ser responsáveis pela retenção de líquidos em geral nos tecidos do corpo. Algumas mulheres não podem continuar a usar lentes de contacto rígidas porque a forma dos seus olhos muda.

Mecanismos de hipervolemia na gravidez

Os mecanismos que levam à hipervolemia na gravidez ainda não são totalmente compreendidos e parecem ser multifactoriais. O aumento do estrogénio leva ao aumento da quantidade de renina, da angiotensina II e da aldosterona. A aldosterona aumenta a retenção de água e sódio, o que leva a um aumento do volume do fluido extracelular. Além disso, a somatomamotropina coriónica humana e o aumento da prolactina promovem a eritropoiese, o que leva a um aumento da massa de glóbulos vermelhos. A combinação do aumento do volume do líquido extracelular e do aumento da massa de glóbulos vermelhos leva a um aumento do volume sanguíneo. O papel do fator natriurético atrial (ANF) na mediação das alterações do equilíbrio de fluidos durante a gestação ainda não é claro. O feto não é essencial para o desenvolvimento de hipervolemia. Um aumento de 50% no volume também foi relatado em molas hidatiformes. As alterações posturais afectam o volume plasmático no final da gravidez. O volume parece diminuir na posição supina porque o útero aumentado oclui a veia cava inferior e retém o sangue nas pernas. O aumento do volume sanguíneo durante a gravidez parece satisfazer as necessidades fisiológicas essenciais da mãe e do feto. Por conseguinte, uma mulher grávida normal pode suportar uma hemorragia igual ao volume de sangue adicionado à circulação durante a gravidez normal sem descompensação.

Débito cardíaco

Um dos fenómenos hemodinâmicos mais significativos durante a gravidez é a alteração do débito cardíaco, que pode atingir 50% acima dos níveis anteriores à gravidez. É geralmente aceite que o débito cardíaco começa a aumentar durante o primeiro trimestre, provavelmente por volta da 10ª semana de gravidez. Aumenta rapidamente até às 20-24 e, posteriormente, continua a aumentar a um ritmo mais lento até às 38-40 semanas de gestação. O débito cardíaco continua a aumentar, embora a um ritmo mais lento, até às 38-40 semanas. Depois desta altura, mantém-se bastante estável, com exceção dos doentes que se encontram em posição supina, em que o débito cardíaco diminui. O débito cardíaco é o produto do volume sistólico e da frequência de pulso. O aumento do débito cardíaco no início da gravidez é desproporcionalmente maior do que o aumento da frequência cardíaca e, portanto, é atribuível ao aumento do volume sistólico. À medida que a gravidez avança, a frequência cardíaca aumenta e torna-se o fator mais predominante no aumento do débito cardíaco. Nas fases finais da gravidez, o volume sistólico diminui para valores normais, não grávidas.

Síndrome de hipotensão supina da gravidez

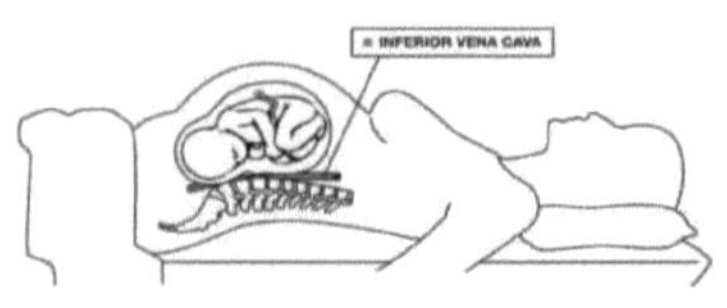

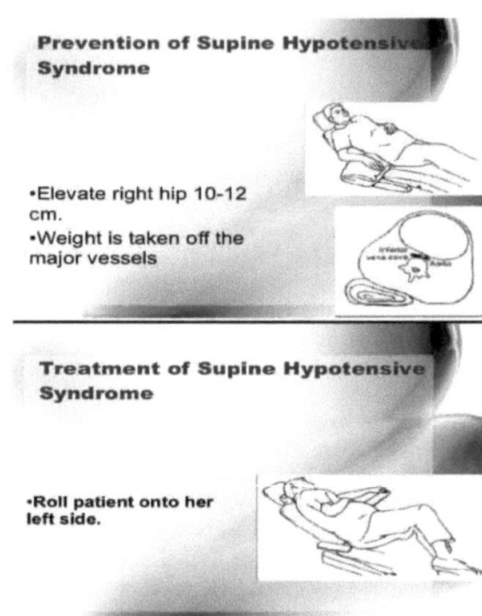

Estudos radiológicos demonstraram uma obstrução da veia cava em aproximadamente 90% das mulheres que foram estudadas na posição supina. Muitas mulheres desenvolvem uma circulação colateral paravertebral durante a gravidez, que permite que o sangue das pernas e dos órgãos pélvicos contorne a veia cava inferior ocluída. Quando a veia cava inferior é comprimida, a queda do débito cardíaco é normalmente seguida de um aumento compensatório da resistência periférica e, por conseguinte, não ocorre qualquer alteração significativa da pressão arterial sistémica ou da frequência cardíaca. Além disso, muitos pacientes que têm circulação colateral podem suportar a compressão da veia cava sem qualquer alteração no débito cardíaco.

No entanto, as doentes que não possuem esta circulação colateral paravertebral são vulneráveis a alterações agudas do débito cardíaco que não podem ser compensadas e que levam à diminuição da pressão arterial, resultando em sintomas como fraqueza, tonturas, náuseas, vertigens e até síncope. Este fenómeno é descrito como "síndrome hipotensivo da gravidez em decúbito dorsal" ou "síndrome uterocaval" e, em geral, é imediatamente aliviado quando se abandona a posição supina. A incidência do síndroma de hipotensão em decúbito dorsal varia, em diferentes relatórios, entre 0,5 e 11,2 por cento.

Normalmente, a queda do débito cardíaco que ocorre com a síndrome de hipotensão supina não é seguida por um aumento da frequência cardíaca materna. Pelo contrário, quando a compressão da veia cava é prolongada, pode desenvolver-se uma bradicardia profunda imediatamente antes de os sintomas da doente se intensificarem. O facto de, apesar da compressão da veia cava em decúbito dorsal e da diminuição do débito cardíaco, normalmente não ocorrer uma aceleração da frequência cardíaca é interessante e provavelmente exclusivo da oclusão da veia cava.

Frequência cardíaca

A frequência cardíaca aumenta durante a gravidez, com um aumento médio de cerca de 10-20 batimentos por minuto no termo. Os valores médios variam de 78 a 89 batimentos por minuto. As gravidezes gemelares estão associadas a uma aceleração mais precoce da frequência cardíaca e a um pico de aumento de até 40% acima do nível de não gravidez perto do termo. A frequência cardíaca diminui ligeiramente com a mudança da posição supina para a posição lateral. Alguns investigadores concluíram que o aumento da frequência cardíaca ocorre no início da gravidez e permanece igualmente elevado até ao termo. Outros estudos, no entanto, sugeriram um aumento gradual da frequência cardíaca com um pico no terceiro trimestre.

Pressão arterial sistémica

Durante a gravidez, verifica-se uma ligeira descida da pressão arterial sistólica e uma diminuição considerável da pressão diastólica. A diminuição da pressão arterial começa no primeiro trimestre, atinge um pico a meio da gravidez e a pressão arterial regressa aos níveis de não gravidez antes do termo. A magnitude das alterações varia de estudo para estudo. Observou-se que tanto a idade como a paridade têm efeitos significativos na pressão arterial durante a gravidez. Com o aumento da paridade, a pressão arterial aumenta nas gravidezes subsequentes. Dentro de cada nível de paridade, a pressão arterial sistólica média aumenta para as mulheres grávidas com 35 anos ou mais, em comparação com as mulheres grávidas com menos de 35 anos.

A alteração da pressão arterial sistólica e diastólica que se observa durante a gravidez começa normalmente por volta das 8-10 semanas e resulta da diminuição da resistência vascular sistémica. O mecanismo destes fenómenos não é totalmente claro, embora se acredite que, em primeiro lugar, a diminuição da resistência vascular sistémica resulta de uma circulação de menor resistência no útero grávido. Outros sistemas vasculares são também afectados pela gravidez, com uma menor resistência vascular sistémica. Parece que os efeitos hormonais que ocorrem durante a gravidez têm um impacto na resistência vascular sistémica (estrogénio, prolactina, PGF2 e PGI2). Finalmente, o aumento da produção de calor pelo feto em desenvolvimento também pode resultar em vasodilatação, especialmente em áreas que perdem calor, como as mãos da mulher grávida e, assim, pode contribuir para a diminuição da resistência vascular sistémica.

Fluxo sanguíneo uterino

Durante a gravidez humana normal, ocorre um aumento significativo do fluxo sanguíneo uterino. O fluxo sanguíneo uterino pode atingir um máximo de aproximadamente 1000 ml/min. no termo, a partir de um fluxo pré-gravídico de cerca de 30 ml a 50 ml/min. Este aumento do fluxo sanguíneo uterino é possível devido a uma diminuição progressiva da resistência vascular no leito placentário e no miométrio. O fluxo sanguíneo uterino está bem correlacionado com o tamanho do feto. O fluxo sanguíneo uterino pode ser afetado pela contratilidade do miométrio devido ao aumento da pressão intramural e à compressão dos vasos. Durante o exercício, a maioria dos estudos demonstrou uma diminuição do fluxo sanguíneo uterino devido ao desvio de sangue para os músculos esqueléticos. Do mesmo modo, um aumento da incidência de trabalho de parto e parto prematuros e de fetos com baixo peso à nascença, registado em mulheres que praticavam exercício de resistência, pode sugerir uma redução do fluxo sanguíneo a termo durante o exercício vigoroso. Em geral, um fluxo sanguíneo uterino normal na gravidez está normalmente associado a um bom resultado da gravidez, ao contrário de um fluxo sanguíneo uterino anormal que está associado a um resultado desfavorável (pré-eclâmpsia, RCIU e asfixia).

Fluxo sanguíneo renal

Nas fases iniciais da gestação, o fluxo sanguíneo renal aumenta significativamente e atinge um pico de até 30-80% acima do estado não grávido. Consequentemente, verifica-se um aumento de 50% na taxa de filtração glomerular durante a gravidez. O fluxo sanguíneo renal pode ser muito afetado pelas alterações de posição da doente, especialmente quando a veia cava é comprimida na posição supina. Pensa-se que as alterações do fluxo renal durante a gravidez são mediadas por hormonas esteróides. Embora a prostaciclina tenha efeitos hemodinâmicos durante a gravidez, não se verificou que afecte o fluxo sanguíneo renal

Fluxo sanguíneo para as extremidades e perfusão cutânea

Embora haja relatos contraditórios quanto ao facto de haver ou não uma alteração do fluxo sanguíneo para as extremidades durante a gravidez, é muito provável que haja um aumento progressivo do fluxo sanguíneo através das mãos desde as primeiras semanas de gravidez até ao parto. Do mesmo modo, a perfusão da pele aumenta durante a gravidez. Este aumento continua até às 30 semanas e depois mantém-se estável. As aranhas vasculares e o eritema palmar são observados durante a gravidez em cerca de 60% das mulheres brancas e constituem um sinal adicional de vasodilatação. Outra área em que o fluxo sanguíneo aumenta durante a gravidez é a mucosa nasal. Este facto explica a congestão nasal comum na gravidez e, por vezes, as hemorragias nasais espontâneas.

Consumo de oxigénio

Na gravidez, ocorre um aumento progressivo do consumo de oxigénio em repouso, com um pico de aumento de 20-30% próximo do termo. O aumento do consumo de oxigénio pode ser atribuído ao aumento das necessidades metabólicas da mãe e do feto em crescimento. Enquanto a maioria dos aumentos do débito cardíaco ocorre durante o início da gravidez, com um pico de aumento por volta da 20ª semana, o consumo de oxigénio apresenta um aumento gradual ao longo da gravidez, atingindo o seu pico próximo do termo.

Especula-se que esta discrepância serve o feto, fornecendo-lhe sangue bem oxigenado durante as fases iniciais da organogénese, antes de a circulação feto-placentária estar completamente estabelecida. Nesta fase da gravidez, a diferença de oxigénio venoso arterial é pequena e, mais tarde, com o avançar da gestação, a diferença de oxigénio venoso arterial aumenta gradualmente, atingindo níveis de não gravidez na última parte da gestação.

Fluxo para outros órgãos

Os primeiros estudos não mostraram alterações significativas no fluxo sanguíneo hepático e cerebral durante a gravidez. O efeito da gravidez no fluxo sanguíneo coronário é ainda desconhecido. Presume-se, no entanto, que aumente devido ao aumento do débito cardíaco

Alterações cardio-circulatórias durante o trabalho de parto e o parto

Trabalho de parto e parto As alterações hemodinâmicas significativas observadas durante o trabalho de parto e o parto podem ser atribuídas a vários factores. A dor e a ansiedade têm sido implicadas, bem como as contracções uterinas que são seguidas por um aumento significativo de 300-500 ml no volume sanguíneo central. O débito cardíaco é mais elevado na posição lateral do que na posição supina em doentes em trabalho de parto. Quando as doentes estão em trabalho de parto na posição supina, há um aumento significativo do débito cardíaco durante as contracções. Isto pode ser explicado, em parte, pela compressão do sangue para fora da vasculatura uterina e para a circulação sistémica e, em parte, pelo facto de um útero bem contraído ser elevado acima da veia cava inferior, eliminando assim o efeito de compressão

A medição da pressão da veia cava inferior durante e entre as contracções demonstrou uma pressão significativamente mais baixa na veia cava durante as contracções e significativamente mais alta entre as contracções. Durante as contracções e apenas alguns segundos antes da contração, a pressão arterial aumenta acima da linha de base. A sistólica pode aumentar até 35 mmHg e a diastólica até 25 mmHg. À medida que o trabalho de parto avança durante a segunda fase, a tensão arterial aumenta gradualmente. Uma vez que não se observam alterações na resistência vascular sistémica durante o mesmo período, presume-se que esta alteração da pressão arterial resulta do aumento do débito cardíaco. Em doentes com hipertensão, isto pode levar a alterações graves (pré-eclâmpsia/eclâmpsia grave) num período de tempo muito curto. As alterações hemodinâmicas durante o trabalho de parto são marcadamente influenciadas pela forma de anestesia ou analgésico empregue. Em geral, a anestesia caudal não afeta as alterações hemodinâmicas causadas pelas contrações uterinas. A diminuição da dor e da apreensão abole, no entanto, o aumento progressivo do débito cardíaco que se observa entre as contracções e limita o aumento absoluto do débito cardíaco no parto. Tanto a anestesia caudal como a local não alteram significativamente a resposta cardiovascular às contracções uterinas. As pacientes em trabalho de parto respondem de forma diferente à anestesia local e caudal. Com a anestesia local, tanto a pressão arterial sistólica como a diastólica apresentam um aumento gradual ligeiro durante a primeira fase do trabalho de parto e um aumento significativo durante a segunda fase. Essas alterações estão associadas a um aumento progressivo do volume sistólico em direção a um pico imediatamente após o parto. Em contraste, a anestesia caudal não está associada a nenhuma alteração significativa na frequência cardíaca e as pressões sanguíneas diastólica e sistólica são mantidas constantes durante o trabalho de parto e o parto. O volume sistólico também é mantido durante o trabalho de parto, mas aumenta rapidamente após o parto.

Secção cesariana

Durante o parto por cesariana, as alterações hemodinâmicas que podem ocorrer estão sobretudo relacionadas com a anestesia utilizada. Normalmente a anestesia caudal com injeção intratecal é mais problemática com flutuações no estado hemodinâmico da doente. Em contraste, a anestesia geral com tiopental e manutenção com óxido nitroso e succinilcolina, bem como a anestesia epidural com expansão de volume adequada e sem epinefrina, estão associadas a condições hemodinâmicas mais estáveis.

Pós-parto

As alterações hemodinâmicas que ocorrem no período pós-parto podem ser resumidas da seguinte forma. O volume sanguíneo diminui e a magnitude deste declínio é de cerca de 10% nos partos vaginais e de cerca de 5-30% nas cesarianas. O débito cardíaco aumenta até 60-80% imediatamente após o parto e depois cai para níveis ligeiramente superiores aos do estado não grávido, podendo manter-se neste nível durante algumas semanas após o parto. O volume sistólico aumenta e a frequência cardíaca diminui. A magnitude da diminuição da frequência cardíaca foi descrita como sendo de 4 a 17 batimentos por minuto logo após o parto. A pressão arterial pode variar consoante a perda de sangue e outros parâmetros hemodinâmicos. A resistência vascular periférica geralmente aumenta ou pode permanecer inalterada.

SISTEMA RESPIRATÓRIO

Mecânica da parede torácica e dos pulmões na gravidez - Durante a gravidez, a caixa torácica sofre alterações estruturais em resposta a alterações hormonais.

O relaxamento progressivo das ligações ligamentares das costelas faz com que o ângulo subcostal da caixa torácica aumente no início da gravidez, antes de o útero estar substancialmente aumentado. Esta alteração persiste durante meses após o final da gravidez, quando o útero regressa ao tamanho normal. A gravidez faz com que o diafragma se eleve cerca de 4 cm e a circunferência da caixa torácica inferior aumente cerca de 5 cm. O menor volume pulmonar expiratório final leva a um aumento da área de aposição do diafragma à parede torácica, o que melhora o acoplamento entre o diafragma e a parede torácica. Assim, o aumento do volume corrente na gravidez é conseguido sem um aumento da excursão respiratória do diafragma. O aumento do útero resulta num aumento da pressão abdominal que diminui a complacência da parede torácica, que cai cerca de 35-40%. A diminuição da complacência da parede torácica provoca uma redução da capacidade residual funcional (CRF). As reduções na CRF e no volume de reserva expiratório são as alterações mais consistentes nos volumes pulmonares estáticos com a gravidez. [th] À medida que o útero aumenta de tamanho, a CRF diminui 10-25% do valor anterior, começando por volta da 12ª semana de gravidez. A redução normal da CRF na posição supina é ainda mais acentuada na gravidez. Em contrapartida, a capacidade pulmonar total está normalmente preservada ou minimamente diminuída em resultado do ligeiro aumento da capacidade inspiratória. O volume residual tende a diminuir ligeiramente, levando a um pequeno aumento ou estabilidade da capacidade vital. A complacência pulmonar permanece normal durante a gravidez, mas a complacência da parede torácica é ligeiramente reduzida devido ao efeito do aumento do útero, que leva a uma distensão da cavidade abdominal. A força muscular expiratória encontra-se num intervalo normal baixo

Mecânica do fluxo de ar

A gravidez não tem um efeito significativo no VEF1 ou no rácio VEF1/CVF. Os picos de fluxo expiratório mantêm-se próximos do intervalo normal e não se alteram durante a gravidez. A forma da curva fluxo-volume e as taxas de fluxo absolutas em volumes pulmonares baixos são normais em mulheres grávidas. Assim, é possível utilizar valores de referência não grávidas para avaliar a função pulmonar em mulheres grávidas. Uma redução do FEV1 ou da FVC não deve ser atribuída apenas à gravidez. É importante que os médicos compreendam este facto, sobretudo quando acompanham doentes com doenças pulmonares subjacentes, como a asma.

Ventilação e trocas gasosas

A ventilação minuto em repouso aumenta durante a gravidez. Isto deve-se principalmente a um aumento do volume corrente com uma frequência e um padrão respiratórios relativamente constantes. Como a relação entre o espaço morto e o volume corrente permanece normal durante a gravidez, o aumento do volume corrente leva a um aumento da ventilação alveolar. O espaço morto pode diminuir durante a gravidez devido ao aumento do débito cardíaco e a uma melhor perfusão dos ápices, pelo que a relação VD/VT é ainda mais vantajosa. A maioria dos estudos considera que esta hiperventilação (aumento do volume corrente) é um efeito da progesterona que ocorre no início da gravidez, durante o primeiro trimestre, e que se mantém constante ou aumenta ligeiramente à medida que a gravidez progride. Este aumento primário da ventilação por minuto é reforçado secundariamente por um aumento da taxa metabólica e da produção de dióxido de carbono. Durante a gravidez, a produção de dióxido de carbono em repouso aumenta em cerca de 30-300 ml/min. Apesar deste aumento da produção, a sobrecompensação resulta num CO2 baixo a normal durante a gravidez. O aumento da ventilação por minuto excede o que é necessário para manter um nível normal de dióxido de carbono arterial. Como resultado, a PaCO2 arterial cai de 40 mmHg no estado não grávido para 3234 mmHg na gravidez. O rim excreta o excesso de bicarbonato para compensar a alcalose respiratória e mantém um nível de bicarbonato sérico de cerca de 15-20 meq/L para preservar um pH arterial normal. A alcalose crónica estimula a síntese de 2,3-difosfoglicerato e isto, em conjunto com a anemia, favorece a descarga de oxigénio na periferia, presumivelmente ajudando a transferência de oxigénio através da placenta. Existe um consenso geral de que a principal causa do aumento do impulso respiratório que provoca a hiperpneia da gravidez é a elevação da progesterona sérica, um estimulante respiratório direto. O aumento da quimiossensibilidade induzido pela progesterona resulta num aumento da inclinação e num desvio para a esquerda da curva de resposta ventilatória ao CO2. O aumento da quimiossensibilidade ocorre no início da gravidez e mantém-se constante até ao parto. O débito do centro respiratório, que integra os estímulos químicos e mecânicos, é medido pela pressão na boca 100 ms após a oclusão das vias aéreas. Essa medida aumenta progressivamente ao longo da gestação, compatível com a idéia de que a hiperpnéia da gravidez é resultado tanto do aumento da quimiossensibilidade quanto das cargas metabólicas e mecânicas impostas pelo estado gravídico. Logo após o parto, o drive respiratório volta ao normal com a queda dos níveis de progesterona e a redução das cargas metabólicas e mecânicas induzidas pela gravidez.

A resposta ventilatória hipóxica aumenta na gravidez para cerca do dobro do nível normal, apesar da alcalose do sangue e do líquido cefalorraquidiano que tende a suprimir o impulso hipóxico. Em contraste com a resposta ao dióxido de carbono, a resposta ventilatória hipóxica na gravidez não está bem correlacionada com os níveis de progesterona. Pensa-se que o aumento da sensibilidade à hipóxia se deve ao aumento do estrogénio e da progesterona. As tensões arteriais de oxigénio estão ligeiramente aumentadas na gravidez em resultado da hiperpneia induzida pela gravidez, com um nível normal de 100-105 mmHg. Este nível elevado de tensão de oxigénio pode facilitar a transferência de oxigénio através da placenta por difusão. No entanto, o aumento da taxa metabólica e o baixo reservatório de oxigénio no pulmão no final da expiração tornam a mulher grávida particularmente suscetível de desenvolver hipoxemia na presença de depressão respiratória ou apneia. Em algumas mulheres, o baixo volume pulmonar no final da expiração pode predispô-las a tensões de oxigénio decrescentes na posição supina nas fases finais da gravidez. O volume sanguíneo pulmonar e o débito cardíaco estão aumentados na gravidez, o que deveria recrutar a área de superfície capilar e, assim, aumentar a Dco. O aumento normal do Dco que ocorre na posição supina está ausente na gravidez, o que pode indicar que o útero gravídico impede o aumento normal do retorno venoso sistémico ou que o leito capilar pulmonar já está totalmente recrutado.

Um estudo sugere que existem efeitos diferentes da gravidez na Dco em habitantes de altitude elevada. As mulheres grávidas que vivem em altitude elevada têm um Dco mais elevado do que as que vivem ao nível do mar, mas durante o terceiro trimestre têm um Dco mais baixo do que as mulheres não grávidas que vivem em altitude. Ao nível do mar, o Dco é semelhante ao longo da gravidez em comparação com os controlos não grávidas. A altitude elevada também actua de forma aditiva com a progesterona e a ventilação aumenta mais em residentes de altitude elevada do que em residentes de baixa altitude. O aumento da ventilação, juntamente com o aumento das concentrações de hemoglobina, parece elevar a saturação arterial de oxigénio para níveis semelhantes aos dos habitantes de baixa altitude.

Dispneia fisiológica da gravidez

O aumento da ventilação por minuto que acompanha a gravidez é frequentemente percepcionado como falta de ar. Cerca de 75% das mulheres grávidas apresentam dispneia de esforço por volta das 30 semanas de gestação. A falta de ar em repouso ou com um esforço ligeiro é tão comum que é frequentemente designada por "dispneia fisiológica". As causas propostas para a dispneia são o aumento da vontade de respirar e o aumento da carga respiratória. O aumento da ventilação por minuto e a carga imposta pelo aumento do útero provocam um aumento do trabalho respiratório.

Outros factores que se pensa contribuírem para a sensação de dispneia incluem o aumento do volume sanguíneo pulmonar, a anemia e a congestão nasal.

Resumo

- O aumento dos níveis circulantes de progesterona na gravidez sensibiliza ainda mais o centro respiratório na medula para o dióxido de carbono; este e o aumento da procura de oxigénio actuam como estimulantes ligeiros da ventilação.
- A frequência respiratória em repouso aumenta um pouco, de cerca de 15 para cerca de 18 respirações por minuto, e há uma diminuição de cerca de 2% da tensão de dióxido de carbono no sangue materno; consequentemente, as mulheres sentem falta de ar durante a atividade.
- A pressão ascendente do feto também afecta as costelas, provocando a sua dilatação. O perímetro costal inferior da mãe aumenta, muitas vezes até 115 cm, assim como o ângulo subcostal. Devido a este facto, a excursão respiratória é limitada nas bases pulmonares e observa-se um maior movimento nas regiões médio-costais e apicais, sendo frequente as mulheres sentirem uma falta de ar considerável, mesmo com um esforço modesto, no final da gravidez.
- Parece provável que a hormona relaxina amoleça as junções costocondrais e as torne mais móveis. As mulheres queixam-se de dores no rebordo costal ou nas costelas, e de que o feto dá pontapés no diafragma e nas costelas; algumas apresentam sinais de contusões e de rutura das articulações costocondrais.
- O volume corrente aumenta gradualmente até 40%, e a ventilação alveolar também aumenta. A capacidade vital parece manter-se praticamente igual, pelo que é a reserva expiratória que se reduz.
- No terceiro trimestre, em muitas mulheres grávidas, o aumento do útero impede cada vez mais a descida do diafragma. No final da gravidez, pode mesmo deslocar o diafragma para cima, muitas vezes 4 cm ou mais. A deslocação é mais significativa quando o feto é grande ou o componente abdominal do tronco materno é curto, ou ambos.

Alterações fisiológicas respiratórias normais na gravidez

Parede torácica/mecânica pulmonar Conformidade da parede torácica Diâmetro torácico Diafragma Conformidade pulmonar	Diminuído Aumento Elevado Inalterado
Volumes pulmonares Diminuição da capacidade pulmonar total Aumento da capacidade vital Capacidade inspiratória Capacidade residual funcional Volume residual Volume de reserva expiratório	Inalterado ou ligeiramente Inalterado ou ligeiramente Ligeiramente aumentado Diminuído Ligeiramente diminuído Diminuído
Espirometria VEF1 FVC FEV1/FVC	Inalterado Inalterado Inalterado
Troca de gases DCO	Inalterado ou ligeiramente diminuído
Ventilação Ventilação por minuto Volume corrente	Aumento Aumento
Frequência respiratória	Inalterado
Gás no sangue pH PaO2 PaCO2 mmHg) Bicarbonato	Normal (7,39-7,42) Ligeiramente elevada (100-105 mmHg) Ligeira diminuição (32-34 Ligeiramente diminuído (15-20 meq/L)

PELE

Pigmentação

1. Rosto (cloasma gravídico ou máscara de gravidez) - É uma forma extrema de pigmentação à volta das bochechas, testa e à volta dos olhos. Pode ser irregular ou difusa. Desaparece espontaneamente após o parto.
2. Mama - já descrita acima.
3. Abdómen

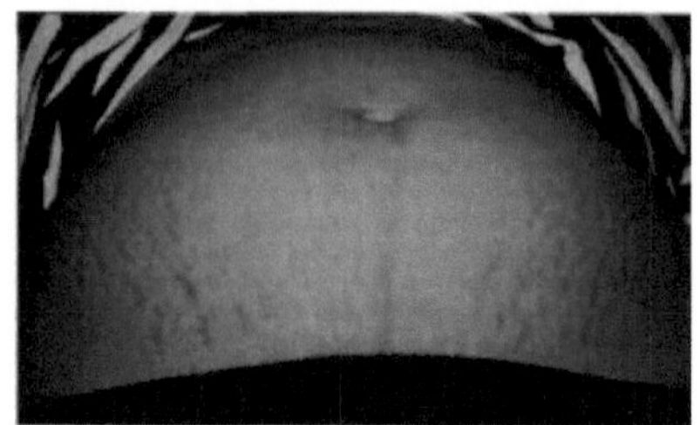

a. Linea nigra

1) Trata-se de uma zona pigmentada de cor negra acastanhada, situada na linha média, que se estende desde o esterno xifoide até à sínfise púbica.

2) É provavelmente devido à MSH da pituitária anterior.

3) O estrogénio e a progesterona podem estar relacionados, uma vez que são observadas alterações semelhantes em mulheres que tomam contraceptivos orais.

4) A pigmentação desaparece após o parto.

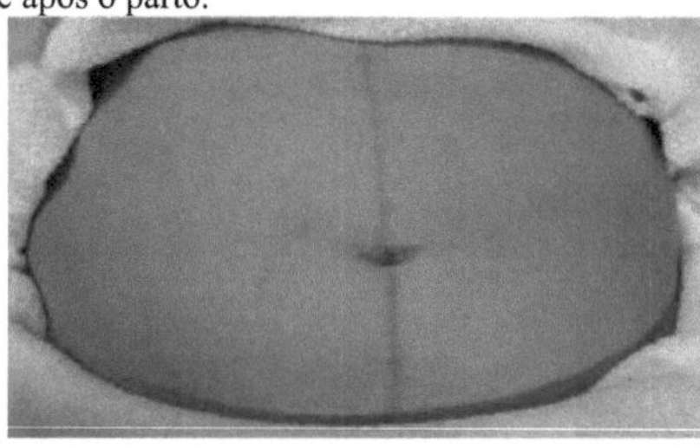

b. Estrias gravídicas

1) Trata-se de marcas lineares ligeiramente deprimidas, de comprimento e largura variáveis.

2) Encontram-se predominantemente na parede abdominal abaixo do umbigo, sobre as coxas e os seios.

3) Estes representam os tecidos cicatriciais na camada mais profunda da cutis.

4) Inicialmente são rosadas. Mas depois do parto, tornam-se brancas e brilhantes e chamam-se estrias albicans.

5) Os factores responsáveis são o estiramento da pele e o aumento da produção de aldosterona durante gravidez.

6) O aumento de peso controlado durante a gravidez e a massagem da parede abdominal com um lubrificante como o azeite podem ser úteis para reduzir a sua formação.

7) Para além da gravidez, pode formar-se em casos de edema generalizado, obesidade acentuada ou na síndrome de Cushing.

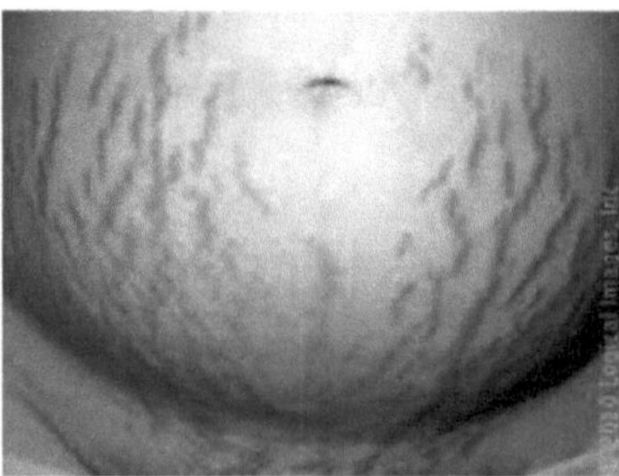

Outras alterações cutâneas

1. Aranha vascular e eritema palmar que se devem a um nível elevado de estrogénio.

2. Podem ser observados graus ligeiros de hirsutismo e, no puerpério, perde-se o excesso de pelo

SISTEMA GASTROINTESTINAL

1) Gengivite: Há um aumento da vascularização e tendência para sangrar, bem como hipertrofia da papila interdentária.

2) Ptialismo: É a salivação excessiva e mais comum em associação com a sépsis oral.

3) Náuseas e vómitos: As náuseas (enjoos matinais) e os vómitos (emesis gravidarum) ocorrem nos primeiros meses. As náuseas e os vómitos, que se pensa serem agora a resposta de algumas pessoas à HCG, não se limitam necessariamente ao início da manhã, nem cessam sempre na 16ª semana. Podem ser agravadas por certos alimentos, mesmo pelo seu odor, e por comprimidos de ferro, e se forem tratadas de forma inadequada em casos graves (hiperémese gravídica) podem levar à desidratação materna, à desnutrição e à perda de peso

4) Alterações do apetite (desejo ou ânsia): A mulher grávida não gosta de alguns alimentos e odores e deseja outros. A redução da sensibilidade das papilas gustativas durante a gravidez cria o desejo de alimentos marcadamente doces, ácidos ou salgados. O desvio pode ser tão extremo que se chega ao ponto de comer giz de lousa, carvão ou lama (pica).

5) Indigestão e flatulência:

Isto deve-se provavelmente a:

(i) Diminuição da acidez gástrica causada pela regurgitação de secreções alcalinas do intestino para o estômago.

(ii) diminuição da motilidade gástrica.

6) Queimadura por dor: devido ao refluxo do conteúdo gástrico ácido para o esófago.

7) Prisão de ventre: devido a:-

i- Redução da motilidade do intestino grosso (efeito da progesterona),

ii- aumento da reabsorção de água no intestino grosso (efeito da aldosterona),

iii- pressão exercida pelo útero grávido sobre o cólon pélvico,

Iv- vida sedentária durante a gravidez.

8) Cálculos biliares: Maior tendência para a formação de cálculos devido à atonia e ao esvaziamento tardio da vesícula biliar.

9) Hemorróidas: devido a:

- Pressão mecânica sobre as veias pélvicas,
- Fratura das paredes das veias pela progesterona,
- Prisão de ventre.

SISTEMA NERVOSO

A instabilidade do humor, a ansiedade, as insónias, os pesadelos, as modas e as aversões alimentares, as ligeiras reduções das capacidades cognitivas e a amnésia são acompanhamentos bem comprovados e comuns da gravidez A retenção de água provoca frequentemente uma pressão anormal sobre os nervos, nomeadamente os que atravessam os canais formados por

material inelástico como o osso e o tecido fibroso (por exemplo, o túnel cárpico), com a consequente neuropraxia. Esta situação pode ser aliviada com a utilização de talas leves.

SISTEMA URINÁRIO

- Durante a gravidez, há um aumento da irrigação sanguínea do trato urinário para fazer face às necessidades adicionais do feto em termos de eliminação de resíduos.
- Verifica-se um aumento do tamanho e do peso dos rins, bem como uma dilatação da pélvis renal.
- A musculatura dos ureteres é ligeiramente hipotónica, pelo que estão um pouco dilatados, parecendo também alongar-se para contornar o útero dilatado; o resultado possível destes factores pode ser o refluxo vesicoureteral ou a torção com possível acumulação e estagnação da urina; isto pode predispor a infecções do trato urinário.
- Há um aumento do débito urinário, e pequenas alterações na reabsorção tubular causadas pela gravidez podem resultar na excreção de quantidades significativas de açúcar e proteínas.
- A diabetes pode ser diagnosticada pela primeira vez durante a gravidez, uma vez que a gravidez é um dos factores que pode precipitar o seu aparecimento em mulheres geneticamente predispostas para esta doença. Normalmente, regride após o parto (diabetes gestacional)

Rim:

O fluxo sanguíneo renal e a taxa de filtração glomerular aumentam em 50%.

- A RPF é aumentada durante a gravidez em 200-250 ml/1-min.
- Taxa de filtração glomerular (TFG) - do plasma que perfunde os glomérulos - cerca de 20% atinge o sistema tubular do rim sob a forma de ultrafiltrado,
  Aumentar a depuração da creatinina
  Aumentar a depuração da ureia
  Aumentar a depuração do ácido úrico
- Glicosúria - normal na gravidez

Ureteres:

Dilatação dos ureteres e da pelve renal devido a:

I- Relaxamento dos ureteres por efeito da progesterona.

II- Pressão do útero contra a borda pélvica, sobretudo do lado direito. **Bexiga:**

À medida que a gravidez avança, a bexiga muda de posição, tornando-se um órgão intra-abdominal, é pressionada e até deslocada pelo útero, cada vez maior e mais pesado. Assim, o ângulo uretrovesical pode ser alterado e a pressão intra-abdominal pode aumentar; o músculo liso da uretra pode tornar-se ligeiramente hipotónico e parece possível que a fáscia de suporte e os ligamentos do trato e do pavimento pélvico se tornem mais frouxos e elásticos.

Frequência de micção no início da gravidez devido a:

- Pressão sobre a bexiga devido ao aumento do útero.
- congestão da mucosa da bexiga.

A incontinência urinária de esforço pode desenvolver-se pela primeira vez durante a gravidez e aliviar-se espontaneamente mais tarde

PESO E COMPOSIÇÃO CORPORAL

Ganho de peso materno ideal - 11-12kgs.

a) Aumento do tamanho do útero (1kg)
b) Líquido amniótico (1kg)
c) Feto e placenta(4kgs)
d) Volume sanguíneo e líquido intersticial (3-4 kg)
e) Novas gorduras e proteínas (2-4 kg)

Primeiro trimestre - 1-2 kgs
Segundo trimestre - 5-6 kgs
Terceiro trimestre - 5-6 kgs

ALTERAÇÕES MÚSCULO-ESQUELÉTICAS

Uma das mudanças mais evidentes na gravidez é a alteração do corpo da mulher. As alterações mecânicas relacionadas com o peso dos seios, do útero e do feto em crescimento, bem como o aumento da lordose lombar, resultam numa mudança do centro de gravidade da mulher, o que pode causar problemas de equilíbrio

- Ganho de peso na gravidez - 9 a 14kg.
- Alongamento dos músculos abdominais
- Diminuição da resistência à tração dos ligamentos.
- Hipermobilidade das articulações devido a laxidez ligamentar.
- O pavimento pélvico desce até 2,5 cm
- O COG desloca-se para cima e para a frente.
- postura - a cintura escapular torna-se arredondada,
  Protracção da escápula,
  Aumento da lordose cervical.
  Hiperextensão do joelho.
  Aumento da lordose lombar.
  Equilíbrio - pt. caminha com BOS mais largo.

Aumento da lordose na gravidez devido ao aumento da carga anterior.

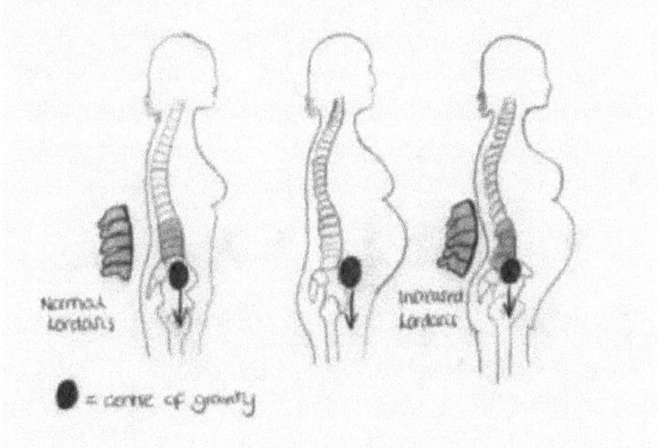

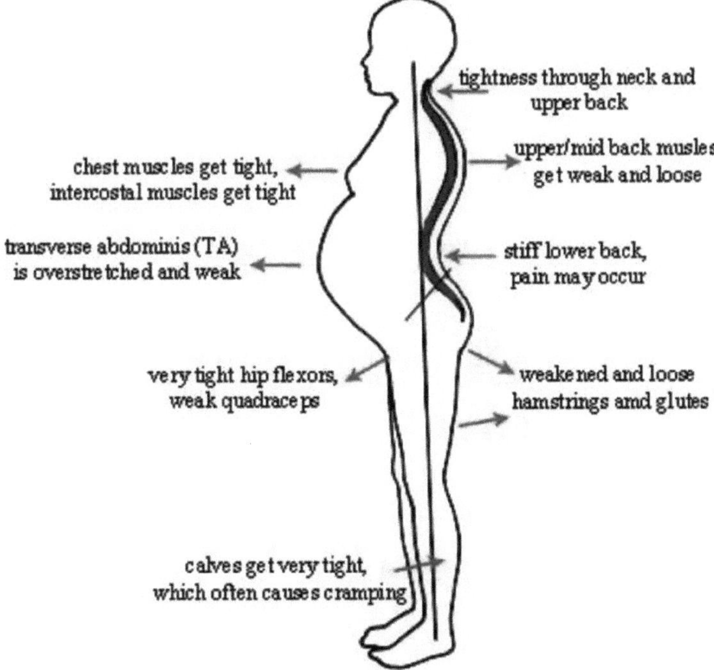

RELAÇÃO NEUROMUSCULAR E ARTICULAR

- O sistema músculo-esquelético é composto por 3 subsistemas - o sistema muscular, o sistema articular e o sistema neural.
- Alterações no grau de contenção passiva oferecida pelo tecido colagénio que envolve a articulação.
- Os estrogénios provocam a proliferação do tecido conjuntivo e a relaxina actua para proporcionar a vascularização e o amolecimento deste tecido conjuntivo.
- Aumento da laxidez articular em várias articulações durante a gravidez.
- Tais alterações na contenção passiva de qualquer articulação têm necessariamente influências significativas na entrada aferente na medula espinal e nos centros corticais superiores.
- A rigidez muscular também é reduzida, levando a uma diminuição da reatividade muscular às pertubações.

- Aumento da pressão articular, por vezes com beliscadura da cápsula articular.
- A acuidade proprioceptiva das articulações hipermóveis tem uma sensibilidade inferior à normal
- A lesão da cápsula e/ou do ligamento influencia a atividade muscular não só nos músculos que atravessam a articulação lesionada, mas também nos que estão afastados dela.
- A interrupção do fluxo de impulsos do mecanorreceptor de uma cápsula articular para o sistema nervoso central resulta em perturbações clinicamente evidentes da perceção da posição e do movimento da articulação e dos reflexos relacionados com a postura e a marcha.
- O reflexo artrocinético pode ser considerado como um fator de desencadeamento que daria início a toda uma cadeia de reacções de adaptação, resultando eventualmente numa alteração do padrão de movimento.

ALTERAÇÕES POSTURAIS ASSOCIADAS À GRAVIDEZ

- As caraterísticas físicas mais evidentes da gravidez que influenciam a postura da mulher são as alterações da massa corporal e as consequentes alterações do centro de gravidade. O fisioterapeuta deve dar ênfase à orientação e ao treino da mulher para que a sua nova postura não sobrecarregue nenhum segmento, uma vez que o resultado pode ser fadiga, microtraumas e dor
- Existe uma tendência para uma maior deslocação anterior da linha de gravidade
- Esta tendência natural para a deslocação anterior pode ser contrabalançada por uma série de opções, como o aumento da ativação dos músculos gastrocnémio e sóleo, uma deslocação posterior ativa do corpo, a extensão da articulação da anca ou a deslocação posterior da parte superior do tronco.
- O mecanismo que pode ser utilizado para conseguir uma deslocação posterior ativa do corpo pode incluir o aumento do ângulo lombossacral e o aumento da curvatura lombar ou uma deslocação da pélvis anteriormente e do ombro posteriormente, o que se pode refletir num maior grau de cifose torácica.

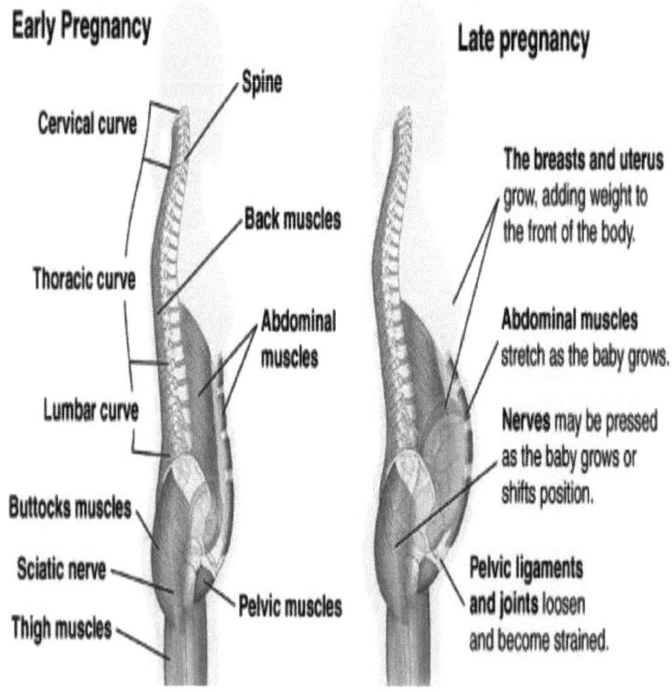

POSTURA VERTICAL INCORRECTA	POSTURA VERTICAL CORRECTA
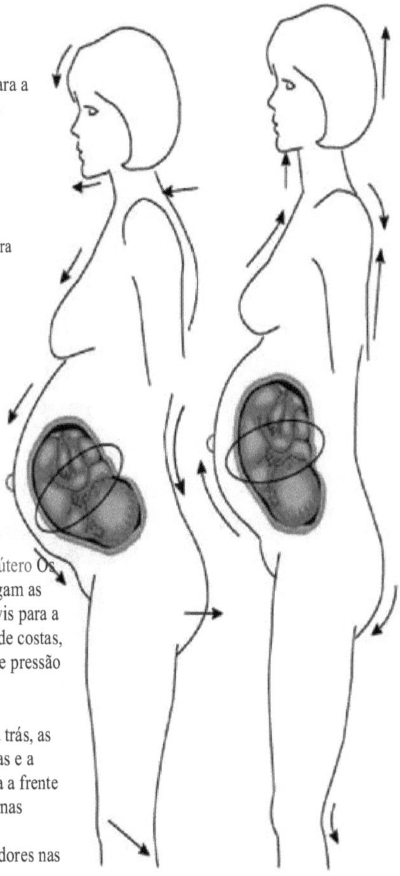 CABEÇA Queixo a empurrar para a frente. Olhos focados para baixo	CABEÇA Levantar através da coroa da cabeça e manter o queixo levantado e as orelhas alinhadas com o pescoço.
Ombros e peito A postura curvada contrai a caixa torácica, dificulta a respiração e provoca indigestão	OMBROS E PEITO Puxe os ombros para trás e para baixo enquanto levanta a caixa torácica.
Abdominais, glúteos e útero Os músculos frouxos alongam as costas e inclinam a pélvis para a frente, causando dores de costas, tensão nos abdominais e pressão excessiva na bexiga.	Abdominais, bumbum e útero Contraia os abdominais para apoiar o bebé, encolha o bumbum para baixo e incline o osso púbico ligeiramente para a frente para centrar a bacia pélvica.
DENTES Se for pressionado para trás, as articulações ficam tensas e a pélvis é empurrada para a frente O peso nas bordas internas tensiona os arcos e as panturrilhas, causando dores nas pernas.	DENTES Dobrar os joelhos para aliviar o peso do corpo sobre os pés. PÉS Distribuir o peso do corpo pelo centro de cada pé

Contrariar as alterações posturais com o exercício

Alinhar a coluna cervical e reduzir as dores no pescoço com alongamentos de libertação do pescoço e reforço dos extensores do pescoço

Inverter os ombros arredondados, alongando os músculos do peito e dos ombros e reforçando os músculos entre as omoplatas

Reduzir a dor lombar e inverter a lordose lombar através do reforço do espartilho abdominal e dos extensores das costas e do alongamento dos músculos lombares

Prevenir ou eliminar o impacto do nervo ciático com alongamentos de mobilização das ancas e da cintura pélvica

Melhorar a circulação e prevenir cãibras nas pernas com alongamentos e exercícios de amplitude de movimentos para as pernas e os pés

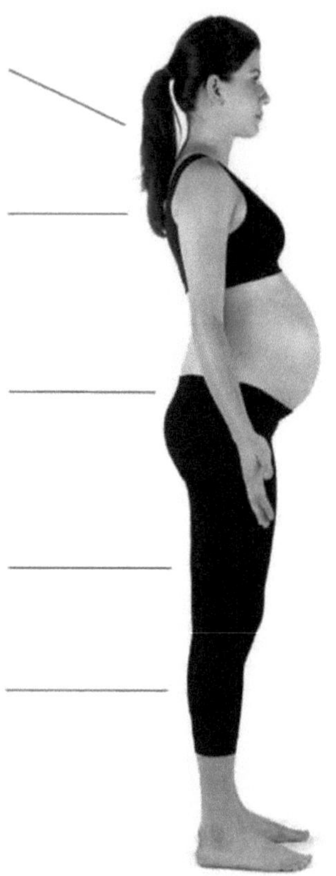

INSTABILIDADE DA COLUNA VERTEBRAL DURANTE A GRAVIDEZ

3 subsistemas

- Subsistema de controlo - feedback neural de várias forças e transdutores de movimento, localizados nos ligamentos, tendões e músculos, e centros de controlo neural.
- Subsistema passivo - vértebras, articulações facetárias, discos intervertebrais, ligamentos da coluna vertebral e cápsulas articulares.
- Subsistema ativo - músculos e tendões que envolvem a coluna vertebral
- Na gravidez, há uma rápida mudança no subsistema passivo, devido à alteração das hormonas circulantes.
- A causa possível da instabilidade da coluna vertebral é o aumento da ADM não controlado pelo subsistema passivo (a zona neutra) ou a diminuição do controlo nesta área pelo subsistema ativo.
- Em qualquer uma das situações, uma parte da amplitude de movimento normal não é controlada, o que pode levar a um aumento das forças de cisalhamento, microtraumas e dor.

DORES NA COLUNA VERTEBRAL DURANTE A GRAVIDEZ

CAUSAS

- Aumento de peso
- Alterações posturais rápidas

- Efeitos vasculares
- Dor lombar anterior h/o
- Levantamento repetitivo / cintagem
- Insuficiência pélvica devido a alterações hormonais

3 grandes regiões

- Dor apenas na região lombar
- Dor na região lombar com ou sem irradiação para uma ou ambas as pernas.
- Dor na zona sacro-ilíaca, por vezes com irradiação para as pernas.

BIOMECÂNICA DO CORPO

- **A biomecânica** inclui os ossos e os músculos, e a forma como trabalham em conjunto para fazer o corpo mover-se. O cérebro recebe um fornecimento contínuo de informações sobre a mudança de postura do corpo da grávida e acaba por aceitar a disposição e o equilíbrio alterados das partes do corpo. O feedback da pele, das articulações e dos músculos está envolvido neste processo. No final da gravidez, o cérebro já reconfigurou a sua imagem do corpo em equilíbrio.
- As **principais mudanças** que ocorrem em relação à biomecânica incluem:
- A alteração do centro de gravidade à medida que o bebé aumenta de tamanho durante a segunda metade da gravidez. O centro de gravidade muda do centro da pélvis, com o peso corporal circundante distribuído uniformemente em todas as direcções, para um ponto à frente e ligeiramente acima do centro da pélvis. O aumento do peso posicionado à frente do ponto médio da pélvis provoca uma atração gravitacional para a frente.
- Movimento das articulações devido a alterações na distribuição do peso.
- O equilíbrio da força muscular altera-se à volta da articulação para acomodar a nova distribuição do peso. Para compensar a atração gravitacional para a frente, a postura altera-se para manter uma posição erecta equilibrada. A parte de trás da cintura curva-se para dentro, a parte superior da pélvis inclina-se para a frente e as curvas da parte superior da coluna vertebral aumentam. Estas alterações exercem pressão sobre os músculos e as articulações.
- As curvas da coluna vertebral aumentam, colocando uma maior carga sobre as vértebras.
- O relaxamento das articulações aumenta o risco de lesões. As alterações hormonais (aumento dos níveis de relaxina e elastina) que afectam a frouxidão dos ligamentos e tendões tornam as articulações mais móveis. Embora isso ajude no nascimento do bebé, pode causar tensão nas articulações e nos músculos durante o movimento.
  - Pode haver desconforto mais estrutural, como dor lombar.
  - Existe um maior potencial de compressão de nervos e de aprisionamento de vasos sanguíneos, como a ciática ou a síndrome do túnel cárpico.

Útero e ligamentos uterinos

- Durante a gravidez, o útero atinge um peso de cerca de 2,5 libras e tem uma capacidade de aproximadamente 1,5 a 2,5 galões. Aumenta de tamanho através do estiramento das fibras musculares até atingir o tamanho de uma melancia. As fibras musculares alongam-se 7-11 vezes e alargam-se 2-7 vezes. Também aumenta o número e o tamanho dos seus vasos sanguíneos e nervos.
- Após o primeiro trimestre (primeiras 13 semanas de gravidez), o útero começa a preparar-se para o trabalho de parto e o parto, contraindo-se involuntária e irregularmente. Estas contracções são designadas por contracções de Braxton-Hicks. São: contracções pré-parto que se destinam a encurtar e alargar o colo do útero e a esticar o fundo do útero, amolecendo o colo do útero e preparando-o para o parto
- geralmente não são dolorosas mas podem ser incómodas
- No trabalho de parto, o útero contrai-se com frequência e intensidade crescentes e empurra o bebé através do canal de parto.
- **Os ligamentos uterinos** mantêm o útero no lugar e sofrem um alongamento prolongado durante a gravidez.
- **Os ligamentos redondos** ligam o útero ao osso púbico na parte da frente e ajudam a manter o útero no centro da pélvis. Quando estes ligamentos são esticados para cima, é comum sentir-se uma dor aguda ou uma dor surda junto à articulação da anca.
- **Os ligamentos largos** ligam o útero ao sacro e estão frequentemente envolvidos em dores de costas durante a gravidez. A dor na região lombar resulta da fraqueza dos músculos abdominais, de uma má

postura e do peso do abdómen que exerce pressão sobre os ligamentos lombares.

ALTERAÇÕES MUSCULARES

- À medida que o útero aumenta, os músculos abdominais são esticados. A camada superior dos músculos abdominais são os músculos rectos abdominais. Estes músculos vão desde a caixa torácica até ao osso pélvico. À medida que o abdómen aumenta de tamanho, estes músculos podem separar-se. Esta separação dos músculos abdominais chama-se diástase e pode levar a uma perda de força abdominal.
- Estiramento dos músculos do pavimento pélvico.
- Alguns músculos vão ficar tensos, outros vão ficar alongados.
- Alongamento excessivo e enfraquecimento dos músculos glúteos e dos isquiotibiais (nádegas e parte posterior da perna).
- Estiramento excessivo e enfraquecimento dos músculos abdominais e dos músculos do pavimento pélvico.
- Estiramento excessivo e enfraquecimento dos músculos da parte superior das costas (ombros para a frente).
- Encurtamento e aperto dos músculos flexores da anca.
- Encurtamento dos flexores superiores das costas e dos músculos peitorais (peito contraído).

COMPLICAÇÕES DA GRAVIDEZ

- ANAEMIA
- HEMORRAGIA ANTEPARTO
- PATOLOGIA ASSOCIADA
- POSIÇÃO DA CULATRA
- DOENÇA CARDÍACA
- DIABETES MELLITUS
- GRAVIDEZ ECTÓPICA
- FIBROIDES
- PLACENTA PRÉVIA
- HERPES GENITAL
- DIABETES GESTACIONAL
- MORTE INTRA-UTERINA
- VÍRUS DA IMUNODEFICIÊNCIA HUMANA (HIV)
- ATRASO DE CRESCIMENTO INTRA-UTERINO
- GRAVIDEZES MÚLTIPLAS
- OLIGOHIDRÂMNIO
- POLIHYDRAMNIOS

Capítulo 3

PAPEL DA FISIOTERAPIA NO PERÍODO PRÉ-NATAL

- Educação para a prevenção das tensões músculo-esqueléticas.
- Prestação de informações e conselhos sobre a gestão ou minimização do desconforto físico comum da gravidez.
- Aptidão física óptima e preparação para as mudanças que ocorrem durante a gravidez e após o nascimento do bebé.
- Avaliação e tratamento das perturbações músculo-esqueléticas.
- Capacidade física de lidar com o trabalho.
- Educação para a promoção da saúde e de estilos de vida saudáveis, tanto para o presente como para o futuro.
- Sensibilização para as mudanças físicas que se verificarão após o nascimento do bebé.
- Prestação de informações e aconselhamento sobre aspectos ergonómicos da vida com um novo bebé ou criança pequena.

OBJECTIVOS DO EXERCÍCIO DURANTE O PERÍODO PRÉ-NATAL

- Aliviar ou prevenir pequenos desconfortos da gravidez
- Manter uma posição corporal estável
- Preparar-se para o parto
- Preparação para o período pós-natal imediato
- Aptidão cardiovascular e respiratória
- Tonificação muscular geral do corpo e alívio da tensão

RESULTADO

As mulheres que praticam exercício físico têm:

- Menor intervenção durante a gravidez
- Aptidão cardiovascular e respiratória
- Tonificação muscular geral do corpo e alívio da tensão
- Mão de obra mais curta
- Recuperação rápida

BENEFÍCIOS DO EXERCÍCIO DURANTE A GRAVIDEZ

- Manutenção/melhoria da aptidão materna
- Controlo do excesso de peso
- Melhoria da postura e da aparência
- Aumento da energia
- Melhoria do sono
- Diminuição da incidência de dores nas costas
- Melhoria da autoestima e da imagem corporal
- Diminuição da incidência de varizes
- Diminuição da retenção de água
- Diminuição do nível de tensão
- Possível diminuição das complicações durante o parto
- Redução do tempo de trabalho
- Recuperação pós-parto mais rápida
- Menos desconfortos físicos (por exemplo, fadiga, náuseas, cãibras nas pernas, dores nas costas, obstipação, dores no ligamento redondo, falta de ar)
- Diminuição da incidência de parto operatório, hipertensão gestacional e pré-eclâmpsia Melhoria do

controlo da glicemia na diabetes gestacional

- Diminuição do stress e da ansiedade
- Menos depressão pós-parto

RECOMENDAÇÕES PARA O EXERCÍCIO DURANTE A GRAVIDEZ DE BAIXO RISCO

- As mulheres que já eram activas podem continuar a fazer exercício durante o primeiro trimestre até um máximo de 30-40 minutos, com uma frequência de 3-4 dias por semana, conforme tolerado.
- - Estudos preliminares indicam que a mulher grávida que se exercita pode ser capaz de tolerar alterações ligeiras da temperatura corporal central dentro das diretrizes de exercício estabelecidas.
- - A literatura atual apoia o exercício de intensidade moderada de 2 a 4 dias por semana numa mulher grávida sem efeitos adversos no peso do feto.

Os estudos confirmam que são necessárias orientações para o exercício materno, uma vez que ainda existe alguma controvérsia quanto ao limiar para o exercício e o stress fetal

PARÂMETROS DE PRESCRIÇÃO DE EXERCÍCIO

FREQUÊNCIA:

- As mulheres que já praticavam exercício físico antes da gravidez podem continuar o seu regime de exercício regular durante a gravidez, seguindo as diretrizes do PARmed-X.
- As mulheres que não praticavam exercício físico regular antes da gravidez não devem iniciar um programa de exercício antes do segundo trimestre.
- Atualmente, recomenda-se uma frequência de exercício de 3 vezes por semana, progredindo até um máximo de 4 a 5 vezes por semana.

INTENSIDADE:

- A frequência cardíaca é menos fiável na gravidez para determinar a intensidade do exercício.
- As zonas-alvo de frequência cardíaca modificadas, tal como descritas no PARmed-X, são recomendadas para utilização na medição da intensidade do exercício em mulheres grávidas.
- A escala de 15 pontos de Borg de Avaliação da Perceção do Esforço (RPE) e o "teste da conversa" são recomendados como métodos alternativos de quantificação da intensidade do exercício. Sugere-se um objetivo de 12 a 14 na gravidez.
- O "teste da conversa" implica que uma mulher grávida pode manter uma conversa verbal durante o exercício, se estiver a fazer exercício a uma intensidade segura.

TEMPO:

- Quando se inicia um programa de exercício, recomenda-se que a mulher comece com 15 minutos de exercício contínuo.
- A duração do exercício pode ser gradualmente aumentada, à medida que a gravidez avança, para sessões de 30 minutos.

TIPO :

- Os exercícios aeróbicos e de condicionamento de força são recomendados durante a gravidez.
- Recomenda-se exercício aeróbico menos extenuante mas contínuo (ou seja, marcha rápida, bicicleta estacionária e natação).
- Evitar qualquer exposição a condições ambientais hiperbáricas, hipertérmicas, húmidas ou hipóxicas.

Princípio FITT (frequência, intensidade, tempo e tipo)

Para mulheres sedentárias

- Frequência = mínimo de 3 por semana
- Intensidade = perceção de esforço (PE) moderadamente difícil
- Tempo = 30 minutos
- Tipo = baixo impacto

Para praticantes regulares de exercício físico

- Frequência = 3 a 5 por semana
- Intensidade = PE moderadamente difícil a difícil
- Tempo = 30 a 60 minutos
- Tipo = baixo impacto e quaisquer actividades seguras anteriores

Para atletas de elite

- Frequência = 4 a 6 por semana
- Intensidade = 70% a 80% da frequência cardíaca máxima ou EF dura
- Tempo = 60 a 90 minutos
- Tipo = actividades de competição conforme tolerado durante a gravidez.

Exercício pré-natal

Potenciais deficiências da gravidez

- Desenvolvimento de uma postura incorrecta
- Stress nas extremidades superiores e inferiores
- Alteração da circulação, varizes LL edema
- Stress do pavimento pélvico
- Alongamento dos músculos abdominais e diástase rectal
- Competências de relaxamento inadequadas necessárias para o trabalho de parto e o parto
- Evolução das patologias músculo-esqueléticas

OBJECTIVOS	PLANO DE CUIDADOS
1 Melhorar a postura e corrigir a mecânica corporal	1 Treinar e reforçar os músculos posturais Ensinar a mecânica corporal correta em todas as posições
2 Fortalecimento dos membros superiores e inferiores	2 reforço ex de UL & LL
3 Preparar para o compromisso circulatório	3 Meias, alongamento ex
4 Melhorar a consciência e o controlo da musculatura do pavimento pélvico	4. Reforço dos músculos do pavimento pélvico
5. Manter a função dos músculos abdominais e corrigir a diástese recti	5 Abdominais Reforço muscular ex
6. Fornecer informações sobre a gravidez e problemas associados	6. Informações pré-natais e pós-natais
7. Melhorar a capacidade de relaxamento	7. Tecnologia de relaxamento

SEGURANÇA DO EXERCÍCIO DURANTE A GRAVIDEZ

Estudos observacionais e de intervenção apoiam a tolerância e a segurança do exercício moderado em grávidas saudáveis

- O feto é protegido dos efeitos potencialmente nocivos do exercício materno (por exemplo, hipertermia, diminuição do fluxo sanguíneo uterino e do fornecimento de oxigénio, diminuição da disponibilidade de hidratos de carbono e das contracções uterinas) pelas adaptações fisiológicas maternas à gravidez.1, 2
- O exercício físico em gravidezes normais (sem complicações) não foi associado a um crescimento e desenvolvimento fetais comprometidos, a trabalho de parto prematuro ou a complicações no parto.
- O exercício ligeiro a moderado durante a gravidez tem sido associado a um efeito neutro ou benéfico nos resultados da gravidez.
- Adolescentes saudáveis e bem nutridas, sem complicações obstétricas ou médicas, podem praticar exercício físico com segurança e com poucas restrições durante a gravidez.
- As adolescentes que são atletas treinadas antes da gravidez podem continuar a fazer exercício durante a gravidez com as modificações necessárias.
- As adolescentes que não praticavam exercício físico regularmente antes de engravidarem podem iniciar com segurança um programa de exercício durante a gravidez.

CONSIDERAÇÕES FISIOLÓGICAS QUE AFECTAM O EXERCÍCIO DURANTE A GRAVIDEZ

As alterações fisiológicas associadas à gravidez podem afetar a tolerância e a segurança do exercício e devem ser consideradas quando se modificam ou desenvolvem programas de exercício pré-natal.

> A partir do início da gravidez, o estrogénio e a relaxina amolecem e esticam o tecido conjuntivo, resultando em laxidez e instabilidade dos ligamentos e das articulações e num aumento do risco de entorses e distensões.

> O aumento do útero e dos seios e o crescimento do feto deslocam o centro de gravidade, resultando em problemas de equilíbrio, aumento da lordose lombar (inclinação para trás) e maior tensão na zona lombar e nas ancas.

> O aumento de peso pode colocar uma tensão adicional nas articulações e dificultar os movimentos.

> No final da gravidez, o edema pode limitar a amplitude de movimentos e causar compressão nervosa.

> A pressão exercida sobre a veia cava pelo útero em crescimento pode resultar numa diminuição do débito cardíaco e do fluxo sanguíneo para o útero quando se faz exercício ou se repousa sobre as costas após o primeiro trimestre. Os sintomas podem incluir tonturas e falta de ar. Por este motivo, devem também ser evitados longos períodos de imobilidade.

> A hipoglicemia pode ocorrer mais rapidamente, especialmente na fase final da gestação ou com exercício prolongado e extenuante, uma vez que a utilização de hidratos de carbono é maior na gravidez.

- O aumento do consumo de oxigénio em repouso e o aumento do trabalho respiratório resultante da pressão do útero em crescimento sobre o diafragma podem diminuir a disponibilidade de oxigénio para o exercício aeróbico na gravidez

DIRECTRIZES PARA O EXERCÍCIO DURANTE A GRAVIDEZ

- É necessário efetuar um exame físico antes de iniciar um programa de exercício. As prescrições de exercício pré-natal devem ser individualizadas de acordo com o estado de saúde, os interesses e o nível de aptidão física do indivíduo. Os componentes desejáveis incluem condicionamento aeróbico, treino de força e exercícios de flexibilidade
- As mulheres que atualmente participam num programa de exercício regular podem continuar a exercitar-se com algumas modificações nos seus programas durante a gravidez. As que planeiam iniciar um programa de exercício depois de engravidarem devem obter primeiro a aprovação de um médico.
- O objetivo é fazer 30 minutos ou mais de exercício moderado diário. O exercício regular (pelo menos três vezes por semana) é preferível à atividade intermitente ou a um aumento súbito do nível de exercício, que pode resultar em tensão muscular.
- As sessões de exercício devem começar com um aquecimento e terminar com um período de arrefecimento e relaxamento (por exemplo, 10-15 minutos de caminhada lenta ou de bicicleta estacionária de baixa resistência, seguidos de alongamentos suaves). Isto irá reduzir o risco de tensão nos ligamentos e nas costas, garantir uma resposta cardiovascular segura, normalizar a taxa metabólica e a respiração e evitar a acumulação de sangue nos músculos em exercício.1

Após o exercício, a mulher deve levantar-se gradualmente do chão para evitar tonturas.

- Os exercícios que exijam deitar-se de costas devem ser evitados após o primeiro trimestre.

- A intensidade do exercício deve ser suficientemente ligeira para permitir a conversação e evitar a falta de ar, a fadiga, a dor e a exaustão. Uma vez que a frequência cardíaca em repouso aumenta e a frequência cardíaca máxima diminui durante a gravidez, a monitorização da frequência cardíaca alvo para determinar a intensidade do exercício é de utilidade limitada. A monitorização da intensidade do exercício utilizando a Escala de Borg de perceção de esforço permitirá à mulher reduzir a intensidade do exercício à medida que a gravidez avança. O exercício de intensidade moderada corresponde a uma classificação de Borg de 10-14 numa escala de 6-20
- Cada pessoa deve ser avaliada individualmente quanto a problemas músculo-esqueléticos pré-existentes, postura e nível de aptidão física
- A FC máxima não deve exceder 140-150b por minuto.
- Exercício físico regular, pelo menos três vezes por semana
- Coma hidratos de carbono antes do exercício, uma vez que os seus níveis de açúcar no sangue podem flutuar rapidamente durante a gravidez. Coma sempre alimentos que contenham hidratos de carbono de baixo índice glicémico 1 a 2 horas antes do exercício. Se sentir desmaios ou tonturas, abrande ou pare o exercício e coma um snack de hidratos de carbono.
- Faça sempre um arrefecimento prolongado após a parte aeróbica do seu treino. Parar o exercício de repente ou passar diretamente do exercício aeróbico para a posição deitada no chão também pode ter efeitos prejudiciais para o bebé. Um aquecimento aeróbico de cinco minutos e um arrefecimento aeróbico de 10 a 15 minutos são essenciais
- Evitar movimentos balísticos e mudanças rápidas de direção.
- inclui uma sessão de aquecimento e de arrefecimento
- Evitar um ritmo anaeróbico.
- Devem ser evitadas actividades extenuantes.
- Evitar períodos prolongados de permanência em pé, especialmente no terceiro trimestre.
- Ingestão calórica adequada, aumentar para 300 kcal/dia, por exemplo, durante a gravidez e 500 kcal/dia, por exemplo, durante a lactação.
  - Recomenda-se uma resistência baixa e repetições elevadas, evitando as manobras de valsalva.
  - Parar a ex. se surgirem sintomas invulgares.
  - Usar sempre um bom sutiã de apoio durante o exercício, para evitar sobrecarregar os ligamentos do peito
  - A fadiga e o desconforto podem ser menos prováveis se a intensidade do exercício for reduzida no final da gravidez (por exemplo, exercitar-se mais lentamente com menos repetições ou praticar actividades menos extenuantes, como ténis de pares em vez de singulares, caminhar em vez de correr).
  - As sessões de exercício devem ser suficientemente moderadas em intensidade e duração para evitar a hipoglicemia, a fadiga e o desconforto. Isto varia consoante o nível de aptidão física da mulher.
  - A corrida pode exigir distâncias mais curtas, velocidades mais lentas, terrenos mais planos e períodos de descanso mais frequentes. O ciclismo pode ter de ser feito em bicicletas estacionárias ou reclinadas, uma vez que o equilíbrio se altera durante a gravidez.
  - O treino de força deve ser limitado a 2-3 vezes por semana, utilizando pesos leves (2-5 kg) e poucas repetições. A utilização de pesos livres pesados ou de uma grande resistência em máquinas de pesos pode aumentar o risco de lesão dos discos vertebrais e a pressão intra-abdominal. Deve evitar-se o esforço e a contenção da respiração.
  - As actividades de exercício que não exijam um elevado grau de equilíbrio e de coordenação, movimentos rápidos ou que impliquem o risco de queda ou de traumatismo fetal são consideradas seguras durante a gravidez.
  - Depois das 20 semanas, peça ao seu treinador para verificar semanalmente os seus músculos abdominais, para determinar se o músculo reto abdominal se separou. Esta "lacuna" que ocorre entre os músculos abdominais durante a gravidez é conhecida como diástase recti e pode ocorrer

durante a gravidez, embora ocorra frequentemente durante o parto. Se isso acontecer, deixe de fazer abdominais e oblíquos, mas mantenha os exercícios de contração abdominal profunda.

- A inclinação pélvica ajudará a fortalecer os músculos abdominais e a diminuir a dor do ligamento redondo e a lordose lombar. Instrua a mulher a ficar de pé, deitada ou sentada com os pés afastados à distância da anca e os joelhos ligeiramente dobrados, enquanto os músculos do abdómen e das nádegas são contraídos. A pélvis é empurrada para a frente e o osso pélvico é enrolado para cima.
- Devem ser evitados os exercícios que sobrecarregam a zona lombar, que provocam tensão nos ligamentos, que causam traumatismos nos joelhos ou que promovem a separação da sínfise púbica (junção do osso púbico) ou dos músculos abdominais (diástase recti). Estes exercícios incluem abdominais completos, sentar-se com as pernas cruzadas, elevações de pernas duplas, oscilações laterais das pernas, agachamentos, flexões profundas dos joelhos e bridging (levantar as nádegas do chão a partir da posição deitada). Os músculos abdominais podem ser reforçados com abdominais parciais, utilizando uma bola de exercício como apoio, ou fazendo pranchas.
- Escolha uma combinação de actividades que suportem e não suportem peso, como caminhadas, aeróbica de baixo impacto, pesos leves, ioga, Pilates, ciclismo, natação e hidroginástica. Evite levantar pesos e suster a respiração. Não faça lunges ou agachamentos largos, pois podem provocar dores lombares e/ou dores na sínfise púbica.
- Os movimentos bruscos, saltos, saltitos, torções ou mudanças bruscas de direção são contra-indicados. As articulações não devem ser alargadas para além da amplitude de movimento normal.
- Devem ser evitados o esqui alpino, a equitação, a ginástica ou o hóquei no gelo, o futebol, o basquetebol e outros desportos de contacto que possam resultar em quedas e lesões.
- O mergulho está contraindicado, uma vez que pode estar associado a doença descompressiva, embolia gasosa e, no primeiro trimestre, risco de malformação fetal

Exemplos de actividades consideradas seguras durante a gravidez

Caminhada, jogging/corrida lenta, natação, hidroginástica, jogging aquático, aeróbica de baixo impacto, ciclismo estacionário/recorrente, remo, dança, ioga pré-natal/aulas de exercício, esqui de fundo, mergulho, ténis, bowling, golfe, musculação ligeira

AMBIENTE DE EXERCÍCIO

- Especialmente durante o primeiro trimestre, deve ser evitado o sobreaquecimento (que pode ter efeitos teratogénicos no feto). O exercício não deve ser feito enquanto estiver febril ou com tempo quente e húmido. As saunas ou banheiras de hidromassagem podem também aumentar o risco de hipertermia e devem ser evitadas. A prática de exercício físico com vestuário leve durante uma hora mais fresca do dia, ao ar livre, ou com uma ventoinha dentro de casa, ajuda a prevenir a desidratação e a hipertermia em tempo quente.
- O exercício em altitudes superiores a 6000 pés pode aumentar o risco de doença de altitude.
- As mulheres com historial de parto pré-termo ou com risco de parto pré-termo devem reduzir a intensidade e a duração do exercício durante o segundo e terceiro trimestres.
- Um pavimento bem alcatifado ou de madeira reduzirá o risco de escorregar.
- Caminhar ou correr numa pista almofadada ou na relva aumentará o conforto e reduzirá o risco de lesões.
- Sapatos bem almofadados que proporcionem um bom apoio ajudarão ao equilíbrio e aumentarão o conforto.

ORIENTAÇÕES NUTRICIONAIS

- A ingestão abundante de líquidos é essencial para evitar a desidratação, que ocorre mais facilmente na gravidez (10-12 chávenas por dia, incluindo 2 chávenas antes do exercício, 1 chávena a cada 15 minutos durante e 2-3 chávenas após o exercício). A sede pode estar diminuída durante o exercício e não se pode confiar nela para assegurar uma ingestão adequada de líquidos. Uma urina clara e de cor clara é um indicador de hidratação adequada.
- O aumento da ingestão de hidratos de carbono reduz o risco de hipoglicemia. Os hidratos de carbono complexos (por exemplo, pão, massa, cereais) ou leite, fruta ou sumo de fruta devem ser consumidos 1-2 horas antes e 1 hora depois do exercício. As mulheres não devem fazer exercício em jejum.
- A ingestão de energia deve ser adequada para suportar o exercício e promover um aumento de peso e um crescimento fetal óptimos. Não deve ocorrer perda de peso com o exercício durante a gravidez. A energia necessária para o exercício de suporte de peso (por exemplo, caminhar, correr) aumenta com o aumento de peso gestacional

PRECAUÇÕES A TER COM OS EXERCÍCIOS

A mulher deve ser aconselhada a interromper o exercício e a contactar o seu médico se ocorrer alguma das seguintes situações

- Tonturas
- Fraqueza muscular
- Falta de ar antes do exercício
- Dor no peito
- Dor ou inchaço na barriga da perna
- Hemorragia vaginal
- Fuga de líquido amniótico
- Contrações uterinas
- Diminuição ou ausência de movimentos fetais
    - Dor de cabeça
    - Dor abdominal

Exercícios a evitar durante a gravidez

- Desportos com bola
- Desportos de contacto: luta final, luta livre, futebol
- Doenças da tiroide
- Colo do útero dializado
- Obesidade extrema / baixo peso
- Apresentação pélvica durante o terceiro trimestre
- Gastação múltipla
- Ex. asma induzida
- Doença vascular periférica
- Qualquer tipo de dor.
- Arritmia cardíaca materna não avaliada
- Bronquite crónica
- Limitações ortopédicas
- História de um estilo de vida extremamente sedentário
- Tabagismo intenso
    - Desportos que impliquem saltos, saltitos, mudanças bruscas de direção (o aumento da laxidez das articulações devido às hormonas torna as articulações mais susceptíveis a entorses)
    - Exercícios que colocam em risco as quedas: andar de patins, andar a cavalo, esquiar
    - Após o 1º trimestre, evitar o exercício na posição supina
    - Deitado em decúbito ventral
    - Levantamento de pesos livres pesados
    - SLR BILATERAL
    - Exercício de bocas de incêndio
    - Extensão da anca em quadrúpede
    - Exercício unilateral de suporte de peso

CONTRA-INDICAÇÕES PARA O EXERCÍCIO

CONTRA-INDICAÇÕES ABSOLUTAS

- Gravidez. HTN induzida PA >140/90 mmhg.
- Doença cardíaca diagnosticada IHD, RHD, CHF.
- Rutura prematura da membrana.
- Descolamento da placenta.
- História de parto pré-termo.
- Aborto recorrente
- Hemorragia vaginal persistente.

- Sofrimento fetal.
- RCIU.
- Colo do útero incompetente ou cerclagem cervical
- Tromboflebite e embolia pulmonar.
- Pré-eclâmpsia
- polihidraminos / oligohidraminos
- Infeção aguda
- Doença pulmonar restritiva

CONTRA-INDICAÇÕES RELATIVAS

- Diabetes
- Anemia ou outras doenças do sangue

CONTRAINDICATION/PRECAUTION	Pregnancy (around foetus)	Pregnancy (anywhere)
NON THERMAL		
ULTRASOUND (NON THERMAL)	CI	
PULSED SHORTWAVE	CI	CI
LASER		
TENS	CI	
INTERFERENTIAL	CI	
LOW FREQUENCY	CI	
	CI	

CONTRAINDICATION/PRECAUTION	Pregnancy (around foetus)	Pregnancy (anywhere)
HEAT		
INFRARED		
WAX		
SHORTWAVE (CONT/PULSED)	CI	CI
MICROWAVE	CI	CI
HOT PACK		
OTHER		
BIOFEEDBACK (NO STIMULATION)		
COLD THERAPY	P	
ULTRA VIOLET RADIATION	CI	

Modalidades de eletroterapia utilizadas durante a gravidez

Recomendações para o exercício físico

- Iniciantes
  - as actividades que não suportam peso representam o menor risco de lesão
  - 20 - 30 minutos de atividade por dia a um ritmo confortável
- Mulheres anteriormente activas
  - a participação em actividades aeróbicas é geralmente segura
  - Não é recomendado o exercício em altitudes elevadas
- Em curso
  - pode ser continuado até ao final da gravidez para manter a forma física, menos de 45 min
- Treino com pesos
  - pesos leves e repetições moderadas manterão a flexibilidade e o tónus muscular e reduzirão o risco de lesões nas articulações/ligamentos

- Deve ser capaz de conversar durante o exercício - o exercício vigoroso não traz benefícios durante a gravidez, apenas mais complicações
- Ouça o seu corpo - pare se sentir falta de ar, náuseas, tonturas, cansaço
- O pulso NUNCA deve exceder 140 batimentos por minuto
- Posições/Postura:
  - Evitar deitar-se de costas após a 12ª semana de gravidez
  - Exercícios abdominais
  - Evitar estar de pé durante longos períodos
    - Evitar a oscilação das costas (lordose) - alongar as costas de gato, reforçar os abdominais
    - Parte superior das costas arredondada (cifose) - alongamentos do peito, reforço da parte superior das costas
    - Evitar a manobra de valsalva - aumenta a pressão sanguínea e intra-abdominal
    - Evitar deitar-se em decúbito ventral após o 1º trimestre

PRECAUÇÕES PARA O EXERCÍCIO

- Desidratação e hipertermia:
  - Evitar o exercício em ambientes quentes e húmidos
  - Beber muitos líquidos - antes, durante e depois
  - O vestuário adequado pode ajudar a dissipar o calor
  - Banheira de hidromassagem s/ saunas
- Equilíbrio deficiente:
  - O centro de gravidade desloca-se à medida que a gravidez avança
  - Exercitar-se com cautela
  - Prestar atenção às alterações do terreno
- Cãibras e dores musculares:
  - Alongar os músculos e aquecer antes do exercício
  - Usar sapatos de apoio bem almofadados
- A seguinte lista de sinais e sintomas do ACSM (1995) é considerada significativa e, se aparente, necessita de avaliação médica:

- quaisquer sinais de corrimento vaginal com sangue
- qualquer "jato" de líquido da vagina (rutura prematura das membranas)
- inchaço súbito dos tornozelos, mãos ou rosto
- dores de cabeça persistentes e graves ou perturbações visuais, ou ambas; inexplicável
- desmaio ou tonturas
- inchaço, dor e vermelhidão na barriga da perna de uma perna

- elevação da frequência do pulso ou da pressão arterial que persiste após o exercício
- cansaço excessivo, palpitações e dores no peito
- contracções persistentes (6-8 horas) que podem sugerir o início de um trabalho de parto prematuro
- dor abdominal inesperada
- ganho de peso insuficiente (1,0 kg/mês durante os dois últimos trimestres)
- ausência ou redução dos movimentos fetais

Riscos potenciais para o feto decorrentes do exercício materno

- Hipertermia
- Hipóxia
- Ritmo cardíaco anormal
- Diminuição do fluxo uteroplacentário
- Aumento da contração uterina
  - Reduzir os níveis de glicose materna
  - Perturbação da hemostase endócrina materna
  - Fraco crescimento.

SUGESTÃO DE SEQUÊNCIA DE EXERCÍCIOS

- Actividades rítmicas gerais para aquecimento.
- Alongamentos selectivos suaves
- Actividades aeróbicas para o condicionamento do CVS
- UL &LL reforço ex.
- Ex. abdominal
- Pavimento pélvico ex.
- Actividades de relaxamento/refrigeração
- Informação educacional [se houver] e pós-parto ex. Educação.

TÉCNICAS DE EXERCÍCIO SELECCIONADAS

- Exercício postural.
- Exercício abdominal
- Exercício de estabilização
- Treino e reforço dos movimentos pélvicos.
- Reforço UL e LL modificado.
- Flexibilidade do períneo e dos adutores.
- Exercícios de relaxamento e respiração

EXERCÍCIO DE POSTURA

Inclui:-

- Exercício de reforço
- Exercício de alongamento
- **EXERCÍCIOS DE ALONGAMENTO**
- Extensores do pescoço e escalenos
- Protectores da escápula, rotadores internos do ombro e levantadores da escápula
- Extensores lombares
- Adutores da anca [atenção: não alongar demasiado em mulheres com instabilidade pélvica]
- Flexor plantar do tornozelo.
- **EXERCÍCIO DE REFORÇO .**
- Flexores da parte superior do pescoço Extensores da parte inferior do pescoço e da parte superior do tórax
- Retractores e depressores escapulares
- Rotadores externos do ombro
- Extensores da anca e do joelho

- Flexores dorsais do tornozelo

Alongamentos posturais

Prevenir a rigidez, as dores e os problemas a longo prazo nas costas e no pescoço

- Coluna lombar (costas) - Cachos de gato, Inclinação pélvica
- Coluna torácica (tórax) - enrolamentos de gato, alongamentos "Celebration", alongamentos da cintura escapular
- Coluna cervical (pescoço) - dobras do queixo, alongamentos laterais (SEM círculos completos)

Utilizar diferentes posições - sentado, de pé, 4pt ajoelhado

Agora encontra o NEUTRO e fica lá!

- Manter a coluna vertebral bem alinhada ajuda o bebé a posicionar-se bem para o parto - e a manter-se "fora das suas costas"
- Permite que os músculos de estabilidade do núcleo trabalhem corretamente
- Alinha as articulações da pélvis para que as articulações Sacro Ilíaca e da Sínfise Púbica não fiquem "para fora"
- Dormir e descansar - utilizar almofadas ou um pequeno rolo para apoiar a coluna, o pescoço, a parte superior da perna, etc.
- Mantenha-se de pé, com o topo da cabeça o mais alto possível - não se incline, não se desleixe nem se apoie numa só perna, por exemplo, nas tarefas domésticas, na cozinha, nas filas de espera
- Minimize a flexão e a elevação - é um esforço, mesmo quando levanta pequenas cargas - certifique-se de que não está torcido, que está o mais próximo possível, com os pés afastados (para uma boa base de apoio) e com a coluna alinhada.

Para conseguir um movimento "normal

- Reduzir a dor, o inchaço e qualquer espasmo muscular para minimizar a inibição
- Restabelecer a ADM normal, a posição neutra da coluna vertebral e o comprimento dos músculos
- Reduzir todas as tensões passivas
- Utilizar um suporte adequado -
- Ativo - puxar suavemente os músculos de estabilidade do núcleo antes/durante o movimento
- Passivo - se/quando necessário
- Restabelecer o movimento coordenado "normal" o mais rapidamente possível
- Reforçar os bons hábitos da bexiga e do intestino

Reduzir todas as tensões passivas (ou seja, qualquer aumento da *pressão intra-abdominal)*

- NÃO fazer esforço durante o esvaziamento ou a defecação (utilizar a posição de esvaziamento)
- EVITAR reto cheio ou prisão de ventre (dieta, água, medicamentos)
- EVITAR o inchaço abdominal após a C/S (massagem, movimento, posicionamento)
- NÃO reter a respiração durante o movimento ou o desconforto (consciência da respiração)
- NÃO levantar crianças, banhos completos de bebé (lembrar)
- NÃO se mexer na cama enquanto segura o bebé no peito (colocar o bebé na cama)
- NÃO fazer abdominais fora da cama ou da cadeira, ou como exercício (crooklie to sidelie to sit)
- NÃO fazer elevações de pernas duplas ou mover as duas pernas ao mesmo tempo
- EVITAR tossir sem proteção, espirrar, assoar o nariz, rir (proteger)
- EVITE levantar qualquer coisa!

Utilizar um suporte adequado

Apoio ativo - ativar os músculos de estabilidade do núcleo (estabilizar ou "escorar") suavemente antes/durante TODOS os movimentos

- ***Ativação estática do pavimento pélvico/Trans Ab*** - assegurar uma técnica e um isolamento corretos
- ***Imobilização funcional*** - co-ativar antes e durante todos os movimentos (a força da imobilização depende da atividade - o que for necessário para alcançar a estabilidade - se houver sinais de dor ou protuberância, ou se esqueceu de se imobilizar ou a atividade é demasiado difícil).
- ***Suporte de proteção*** - forte co-ativação para tosse, espirro, riso, mudança de posição com instabilidade da articulação pélvica, etc.

Apoio passivo se/quando necessário - para tossir, espirrar, levantar, defecar...

- Períneo (mão, toalha enrolada)

- Ferida abdominal (antebraços, almofada) tosse, espirro, etc
- Laxidez abdominal (incluindo diástase do reto) (peça de vestuário de apoio abdominal)

Os músculos da "estabilidade do núcleo

Exercício para os músculos do pavimento pélvico - muito útil por si só
" "Contenção" estática = Pavimento pélvico/Transversus Abdominis
Co-ativação (trabalhar em conjunto)
" Suporte funcional = Suporte do P.Fl. e TransAb
Antes e durante cada movimento

Suporte funcional - A quantidade de força muscular necessária para MANTER A ESTABILIDADE do espartilho muscular depende do grau de esforço da atividade...

Bons hábitos da bexiga e do intestino

Ingestão adequada de água (normalmente 1,5 a 2,0 litros)

- Manter a capacidade da bexiga - sem visitas "só por precaução"
- Dar tempo para ir à casa de banho - nunca fazer força para esvaziar a bexiga ou o intestino
- Força/consciência dos músculos do pavimento pélvico
- 3 sessões/dia
- consciência do apoio dos músculos durante todos os movimentos
- "contenção" durante todos os movimentos
- SEM prisão de ventre ou esforço - assegurar uma consistência macia das fezes (água, dieta, agente de volume, etc.)
- Sentar-se corretamente na sanita - utilizar a posição de defecação

Prevenção da diástase do reto

- NÃO fazer abdominais durante a gravidez ou no início do período pós-natal
- Contraia os músculos do pavimento pélvico antes e durante TODOS os movimentos (mas continue sempre a respirar)
- Entrar e sair da cama em posição lateral COMPLETA
- Minimizar a tosse - apoiar a barriga quando tossir, espirrar e rir
- Não levantar pesos pesados (incluindo crianças pequenas)
- Não reter a respiração durante QUALQUER atividade - se é demasiado difícil respirar, então não deve fazê-lo!

Consciência da respiração

A respiração diafragmática (barriga relaxada) leva o ar para a base dos pulmões - muito eficiente em termos energéticos e "calmante"

- Expansão das costelas inferiores e médias - o ar continua a entrar nos pulmões, mas requer um pouco mais de energia
- Respiração pela parte superior do tórax - não é tão eficiente - utiliza muita energia, mas continua "sob o seu controlo"
- Envolvimento dos músculos da mandíbula e do pescoço = deve ser evitado o "ofegar" - procurar ser mais baixo e mais lento

COMPLICAÇÕES DA GRAVIDEZ

DOR LOMBAR

- Durante a gravidez, ocorrem muitas alterações na estrutura e na função do sistema músculo-esquelético da mulher, que lhe permitem lidar com as tensões alteradas impostas pela criança em desenvolvimento. As alterações na postura ajudam a mulher grávida a manter o equilíbrio na posição vertical à medida que o feto crescel. No entanto, esta mudança no centro de gravidade devido ao peso e à posição adicionais do feto em desenvolvimento e o seu efeito subsequente na postura podem causar dores lombares
- O primeiro episódio de dor durante a gravidez pode ocorrer em qualquer altura, mas na maioria dos casos ocorre entre o 4º e o 7º mês.
- Outras causas de dor lombar na grávida estão relacionadas com alterações posturais e aumento da carga. As alterações nos níveis de produção hormonal têm uma influência significativa na função mecânica e na estrutura do sistema músculo-esquelético. A hormona ***relaxina*** é produzida logo a partir das duas semanas de gravidez e afecta a composição do colagénio nas cápsulas articulares, nos ligamentos e na fáscia, permitindo uma maior elasticidade. Isto permite

um maior movimento nas articulações e cria mais rendimento no abdómen

- ***A relaxina*** começa a atuar quase imediatamente a partir do primeiro dia, tornando todos os ligamentos do corpo mais soltos e mais móveis. Isto pode causar todo o tipo de problemas, desde vértebras instáveis a articulações sacroilíacas assimétricas. Embora todas as articulações sejam afectadas, as mais vulneráveis são as da pélvis e as áreas que suportam peso, como o tornozelo e as articulações do pé. Estas últimas podem provocar dores nos pés e pé *plano.*
- À medida que os ligamentos e a fáscia se soltam, os músculos contraem-se para estabilizar as articulações, causando espasmos e dor. Como os ligamentos não se contraem como os músculos, não gastam energia ao mesmo ritmo e, por isso, são mais resistentes à fadiga. As articulações foram concebidas para utilizar esta qualidade especial dos ligamentos, da fáscia e das cápsulas articulares para evitar a fadiga. Enquanto os músculos estão activos, consomem energia a um ritmo acelerado. Quando os músculos são obrigados a desempenhar a função dos ligamentos, é provável que surjam fadiga, espasmos e dores
- A deslocação do centro de gravidade é criada pela adição de peso anteriormente. O aumento do abdómen e dos seios põe em causa a integridade estrutural da mulher grávida. O peso adicional faz com que a pélvis rode para a frente, inclinando o útero contra a parede abdominal. Este novo alinhamento aumenta a curvatura lombar, estica a musculatura abdominal e, à medida que o tamanho do útero aumenta, coloca tensão nos ligamentos uterinos.

- A pressão contra a parede abdominal pode separar o reto abdominal em algumas mulheres na linha alba, resultando numa condição conhecida como diástase recti
- O peso anterior adicional exerce uma atração para baixo sobre a pélvis, a caixa torácica e a cintura escapular. Por conseguinte, a cabeça e o pescoço também são puxados para a frente. O aumento do peso anterior faz com que a mulher seja arrastada para uma postura cifótica de ombros redondos. Nesta posição, o centro de gravidade da mulher é trazido para a frente da sua base de apoio, o que resulta numa tendência para cair para a frente. Para compensar esta posição, a mulher inclina-se para trás na pélvis, aproximando o abdómen estendido do centro da pélvis. Esta mudança de posição tende a produzir uma instabilidade posterior que a grávida compensa trazendo a cabeça para a frente sobre o peito
- Este aumento da distribuição anterior do peso pode fazer com que os músculos do tronco posterior fiquem tensos e fatigados, desenvolvendo frequentemente pontos de gatilho activos.
- O aumento do peso abdominal e geral e a deslocação do centro de gravidade criam uma postura instável e desequilibrada e tornam a mulher grávida menos estável quando está de pé.
- Para fazer face a esta perda de estabilidade, a grávida aumenta a largura da sua postura, o que também favorece a rotação externa das articulações da anca e a perda da função do iliopsoas na marcha.
- O iliopsoas, muitas vezes considerado apenas como um flexor da anca, é também importante na rotação interna. Esta postura larga aumenta a estabilidade, mas exige uma maior deslocação lateral do peso durante o ciclo da marcha. Isto resulta no andar bamboleante que caracteriza a marcha da mulher grávida. O illiopsoas é inibido no seu movimento pelos rotadores externos, como o piriforme, os obturadores internos e externos e o gémeo, que mantêm ativamente a anca rodada externamente e suportam a base de apoio mais larga. A atividade adicional destes pequenos músculos direcionais pode resultar em fadiga precoce, espasmo ou lesão.
    - Para evitar cair para a frente devido ao aumento do peso anterior, a grávida hiperextende os joelhos, provocando frequentemente cãibras nas pernas.
    - Também tem tendência para fazer cair o seu peso acrescido sobre as arcadas dos pés. O aumento das concentrações da hormona relaxina pode resultar num amolecimento do ligamento calcaneonavicular (mola), que ajuda a manter o apoio, e pode resultar em pes planus (pés chatos ou arcos caídos)
    - Numa tentativa de apoiar os ligamentos amolecidos, o músculo tibial posterior, que tem origem na tíbia posterior e se insere na tuberosidade do navicular, e o tibial anterior, que tem origem na tíbia anterior e se insere no lado medial da superfície plantar do cuniforme medial e na base do primeiro metatarso, podem aumentar a atividade e o tónus geral. Mais uma vez, este aumento do apoio postural pode resultar numa fadiga precoce dos músculos e levar a gémeos e extremidades inferiores doridos, dolorosos e doridos.
    - A maior dependência do apoio muscular leva a uma maior e mais precoce fadiga dos músculos intrínsecos dos pés e da perna.

- À medida que o peso do feto em desenvolvimento aumenta, a pélvis é inclinada anteriormente, o que leva a um ângulo sacral acentuado posteriormente. A atividade dos isquiotibiais e do glúteo máximo aumenta para corrigir esta posição. A orientação resultante da vértebra lombar provoca uma pressão excessiva nas articulações facetárias e aumenta a suscetibilidade ao prolapso do disco lombar. Isto é especialmente verdadeiro quando considerado em relação à ação crescente da relaxina sobre os ligamentos longitudinais da coluna vertebral e o anel fibroso, que encapsula e restringe os movimentos do núcleo pulposo e do disco
- Normalmente, na postura erecta, os ligamentos, que não se contraem ativamente, mas que suportam as respectivas estruturas através de uma tensão passiva, não se cansam e podem, por isso, ser utilizados durante longos períodos de tempo. No entanto, sob a influência da relaxina, este apoio deixa de ser visível e os músculos posturais têm de aumentar a sua atividade para manter a postura normal. Um aumento da atividade muscular deve ser sustentado por uma maior atividade metabólica, uma maior utilização das reservas de combustível e pode resultar numa maior e mais precoce fadiga postural

Todas estas alterações na mecânica corporal e na postura traduzem-se em músculos doridos e tensos na zona lombar. Três quartos das mulheres grávidas têm dores lombares ou pélvicas. A dor lombar pode começar logo às oito semanas, mas é mais comum por volta dos cinco a seis meses, e deve-se à alteração dos pontos de tensão na coluna vertebral e é afetada pela quantidade de peso ganho

As dores lombares durante a gravidez podem ser classificadas em três tipos:

- *J* A dor lombar pode ocorrer com ou sem irradiação para as pernas. A ciática verdadeira é rara e pensa-se que é responsável por uma pequena percentagem de dores lombares na gravidez.
- *J* A dor sacro-ilíaca é sentida distal e lateralmente à coluna lombar, perto da espinha ilíaca póstero-superior, e pode irradiar para a coxa póstero-lateral, geralmente ao nível do joelho e raramente para a barriga da perna. É quatro vezes mais frequente do que a dor lombar Os sintomas de dor na articulação sacro-ilíaca mantêm-se normalmente vários meses após o parto. Pensa-se que 20% a 30% das mulheres grávidas têm dores lombares e sacro-ilíacas
- *J* A dor nocturna ocorre na região lombar apenas durante a noite, quando se está deitado.

GESTÃO DAS DORES NAS COSTAS DURANTE A GRAVIDEZ

CORRECÇÃO DA POSTURA - *Uma postura correta* pode evitar tensões mecânicas desnecessárias na zona lombar. As mulheres grávidas devem compreender que o aumento de peso e as alterações hormonais colocam mais stress na zona lombar e na pélvis, numa altura em que os ligamentos e as articulações estão a ficar mais frouxos. O PT pode ensinar às mulheres a postura neutra da coluna vertebral que evita a lordose lombar excessiva e a inversão excessiva da lordose lombar. As mulheres podem ser instruídas a realizar todas as actividades na postura de coluna neutra; observar a paciente num departamento de fisioterapia simulando as suas actividades diárias habituais pode garantir que ela sabe como manter uma coluna neutra. As pacientes devem estar cientes de uma reação de fadiga comum à posição de pé prolongada - mover os ombros mais para trás - que aumenta a lordose lombar. As mulheres grávidas devem evitar o uso de sapatos de salto alto que acentuam a lordose lombar e aumentam a tensão de cisalhamento na região lombar e no sacro.

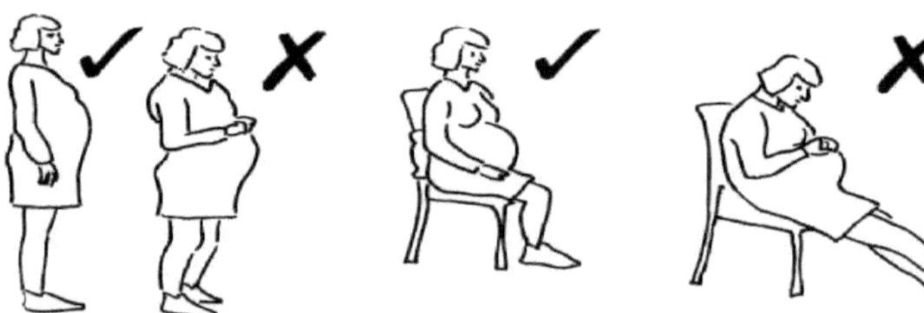

Postura de dormir

Evite deitar-se completamente de costas durante a gravidez, pois isso pode reduzir o fluxo sanguíneo para si e para o seu bebé, causando-lhe tonturas. Dormir com um par de almofadas debaixo da cabeça deve evitar qualquer problema. Dormir em cima de um edredão dobrado pode torná-la mais confortável. Se dormir de lado, durma com uma ou duas almofadas entre os joelhos.

Entrar e sair da cama

Ao levantar-se da cama, dobre os joelhos para cima e incline a pélvis para achatar as costas. Depois, mantendo os joelhos juntos, vire-se de lado. Deixe cair as pernas sobre a borda da cama enquanto usa as suas mãos para se levantar. Para se deitar na cama, efectue o procedimento anterior em sentido inverso.

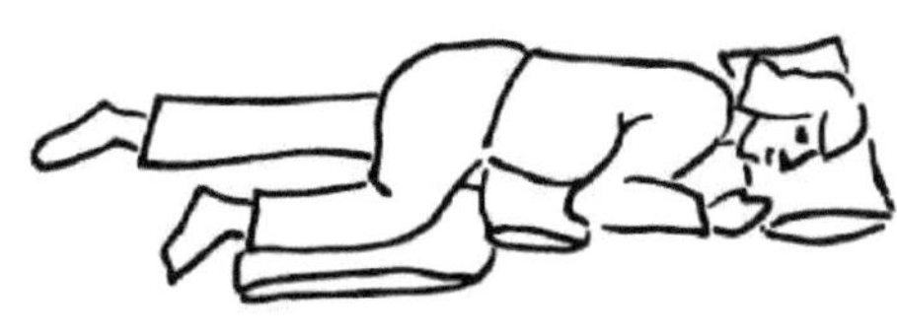

Lembre-se de manter a pélvis inclinada.

Apoio funcional durante todos os movimentos_SIJ cinto de suporte elástico

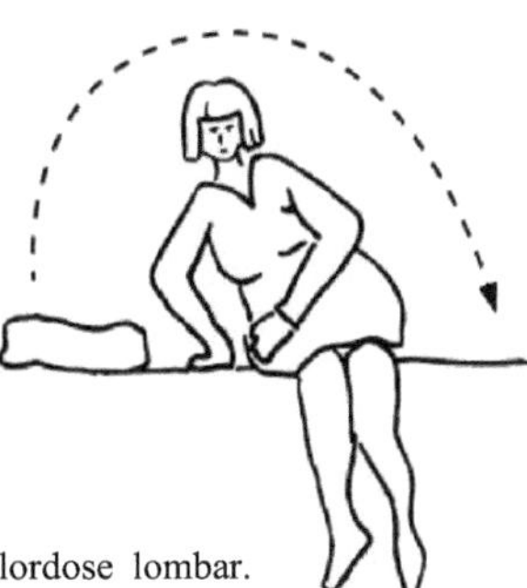

A mobilização articular deve ser utilizada com precaução devido ao efeito de afrouxamento da relaxina na cápsula articular e ligamentar. Algumas autoridades, como Maitland e Saunders, consideram que a gravidez, especialmente durante os últimos meses, é uma contraindicação completa à tração manual. Os exercícios de extensão lombar de McKenzie seriam difíceis de realizar durante os dois últimos trimestres da gravidez e poderiam agravar a tendência para o aumento da lordose lombar. Devido à diminuição do apoio dos músculos abdominais durante a gravidez, os fisioterapeutas obstétricos recomendam geralmente que se evite de quaisquer posições ou exercícios que possam aumentar a lordose lombar. Tratamentos como a massagem e o calor húmido beneficiam os músculos tensos, aumentando o fornecimento de sangue e facilitando o relaxamento. No entanto, a massagem e o calor húmido são contra-indicados se a mulher tiver problemas médicos adicionais (por exemplo, tromboflebite). A diatermia terapêutica e algumas outras modalidades eléctricas não se revelaram seguras para utilização durante a gravidez e devem ser consideradas contra-indicadas. As banheiras de hidromassagem, os tanques de Hubbard e as saunas devem ser utilizados com precaução e a temperatura da água deve ser cuidadosamente monitorizada. Aumentos da temperatura interna de 1 °F ou mais podem expor o feto a calor extremo e interferir na divisão celular. O TENS pode ser utilizado com precaução.

Exercício de fortalecimento - co-contração dos músculos abdominais transversais e multifidus, do pavimento pélvico e de outros músculos do núcleo.

Ideias úteis para minimizar a dor lombar durante a gravidez

1. O exercício e os alongamentos, como o ioga pré-natal, podem ser úteis. As inclinações pélvicas aliviam o desconforto e muitas pessoas consideram a natação útil para o alívio
2. Caminhar.
3. Pratique a mecânica corporal e mantenha uma boa postura. Mantenha-se direito e alto, mantendo o peito alto com os ombros para trás e relaxados.
4. Quando estiver sentado, utilize um banco para os pés e uma almofada lombar.
5. Apoiar um pé num banco quando estiver de pé durante muito tempo.
6. Evitar ficar na mesma posição durante um período prolongado. Mude frequentemente de posição.
7. Deitar-se durante alguns minutos várias vezes ao dia.
8. Tenha cuidado ao levantar e transportar objectos, especialmente malas e sacos. Peça ajuda para levantar objectos pesados.
9. Dormir bem e ter períodos de descanso durante o dia. Durma de lado com uma almofada entre os joelhos.
10. Usar sapatos de salto baixo que ofereçam um bom apoio ao arco.
11. As técnicas de relaxamento e a massagem pré-natal podem ser úteis. A aplicação de calor ou frio na zona dolorosa pode aliviar os sintomas.
12. Os cintos sacrais para a gravidez podem ser úteis para deslocar o peso e ajudar na postura.
13. Uma consulta com um fisioterapeuta ajudará a definir e a orientar o seu programa para reduzir o desconforto.

14. Em casos graves, pode ser necessário tomar medicamentos para as dores para obter alívio. Nunca tome medicamentos sem consultar o seu profissional de saúde.
Melhorias ergonómicas - podem reduzir as dores nas costas durante a gravidez. Quando as doentes estão de pé durante longos períodos, colocar um pé num banco relaxa os músculos iliopsoas e inclina a pélvis para a frente, diminuindo a tensão sobre a coluna lombar e a musculatura paraespinhal. Para as pessoas que se sentam durante períodos prolongados, elevar um pé num banco baixo ou num apoio para os pés relaxa os iliopsoas e reduz a lordose lombar, diminuindo assim a tração sobre a pélvis. Para os doentes que sofrem de dor sacro-ilíaca com evidência objetiva de disfunção biomecânica, um cinto trocantérico não elástico pode diminuir a dor quando caminham durante períodos prolongados. Os apoios uterinos na cama são úteis para as dores nocturnas; numa posição deitada de lado, a mulher coloca almofadas por baixo do abdómen e entre as pernas. O benefício dos apoios lombares nas cadeiras é subjetivo, mas podem ajudar algumas mulheres.

Conselhos para mulheres com dores nas costas e pélvicas relacionadas com a gravidez

Fazer:

- usar sapatos de salto baixo, de preferência com uma sola que absorva os choques. Se precisar de um aumento do calcanhar, use-o sempre, não ande descalço;
- sentar-se com os joelhos juntos numa cadeira firme e com as costas bem apoiadas;
- tente sentar-se com os joelhos ao nível ou abaixo das ancas;
- dar passos mais pequenos ao caminhar;
- sentar-se para se vestir; e
- utilizar um duche. São mais fáceis de entrar e sair do que as banheiras.

Não o faça:

- usar saltos altos;
- sentar-se com os joelhos afastados, as pernas cruzadas ou os pés enfiados debaixo do corpo;
- sair a passos largos ou apressar-se;
- sentar-se em cadeiras macias que oferecem pouco apoio;
- sentar-se numa cadeira giratória, a menos que não tenha outra opção; nesse caso, deve bloquear a cadeira para a impedir de rodar. A ação giratória pode agravar as dores nas costas;
- ficar numa só perna; ou
- utilizar as pernas do nado de peito quando nadar.

Entrar e sair do carro

Para evitar afastar os joelhos, coloque-se de pé com a cadeira auto atrás de si. Sente-se. Poderá agora balançar as pernas para dentro do automóvel enquanto se vira para o volante. Mantenha os joelhos juntos. Se se sentar em cima de um saco de plástico, poderá reduzir o atrito e facilitar esta tarefa.

Exercícios para dores nas costas e pélvicas relacionadas com a gravidez

Inclinação pélvica para o interior

Deite-se de costas com os joelhos dobrados e os pés apoiados na cama. Puxe a barriga para dentro e incline a pélvis para cima, achatando a zona lombar. Mantenha esta posição durante 2-3 segundos e depois relaxe lentamente até meio. Continue a inclinar a pélvis para cima e a relaxar até meio. O objetivo é que o movimento seja lento e suave.

x alternar cada perna

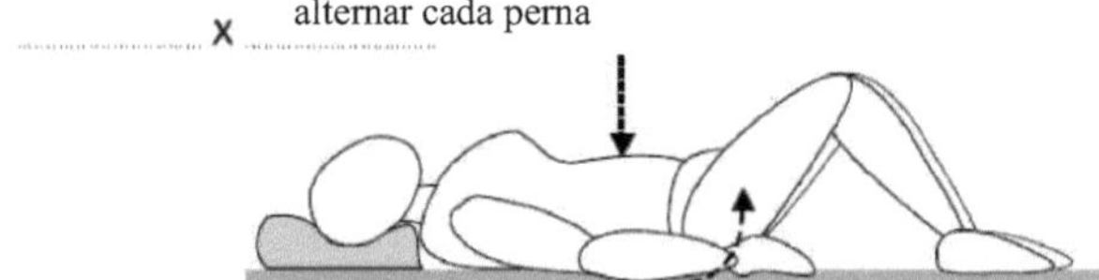

Glúteo médio

Deite-se de lado com as ancas e os joelhos confortavelmente dobrados. Contraia a parte inferior da barriga e levante a perna de cima para cima, mantendo os calcanhares juntos. Mantenha a posição durante três segundos e depois baixe o joelho lenta e suavemente. Pode ser mais confortável colocar uma almofada entre os joelhos.

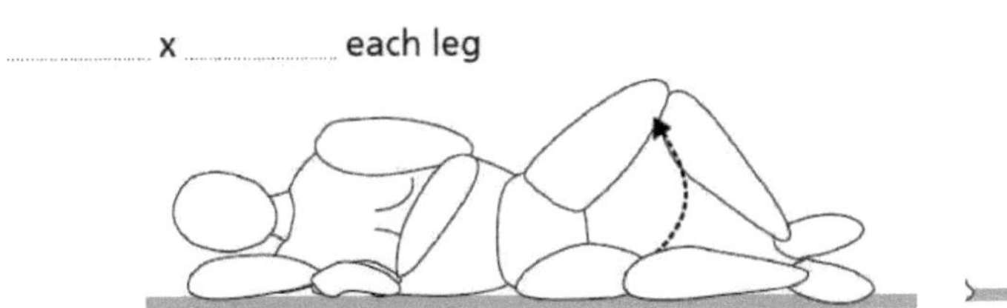

(Não fazer exercício de quatro entre as 0-6 semanas pós-natais. j

Inclinação pélvica

Ajoelhar-se de quatro. Puxe a barriga para dentro em direção à coluna vertebral e incline a pélvis de modo a que as costas fiquem arredondadas. Mantenha esta posição durante 2-3 segundos e relaxe lentamente.

Transversus abdominus

Puxe a parte inferior do estômago (abaixo do umbigo) em direção à coluna vertebral, mantenha durante 10 segundos (ou o máximo de tempo que conseguir) e depois relaxe. Pode ser útil puxar o pavimento pélvico antes de puxar o estômago para dentro. Tente trabalhar com 30% da sua força máxima.

Queda de joelho

Deite-se de costas com os joelhos dobrados e os pés apoiados na cama. Contraia o pavimento pélvico e mantenha a posição. Deixe cair um dos joelhos lentamente para o lado, sem inclinar a pélvis, e volte a colocar a perna na posição inicial de forma lenta e suave.

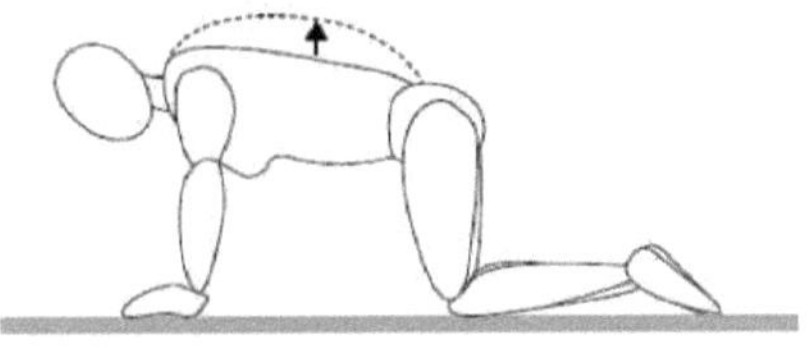

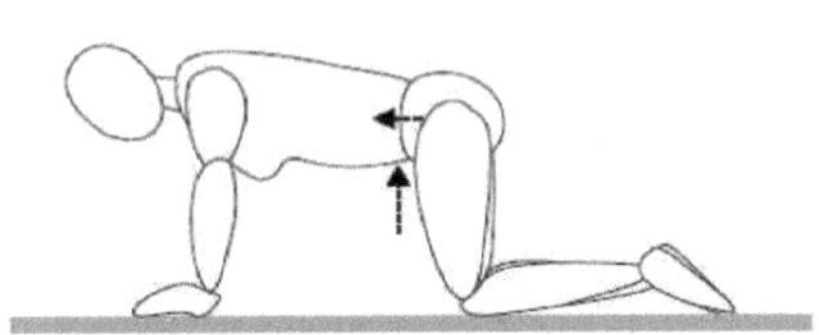

Glúteo máximo

Ajoelhar-se de quatro. Contraia a parte inferior do seu estômago e aperte as nádegas. Levante uma perna para esticar a anca, com o joelho a 90° e o calcanhar a apontar para o teto. A partir desta posição, levante o calcanhar em direção ao teto sem arquear as costas.

Elevação de uma perna

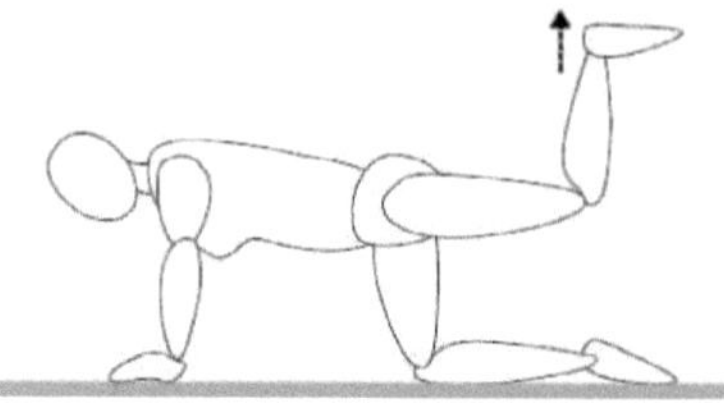

Deite-se de costas com os joelhos dobrados e os pés apoiados na cama.
Contraia o pavimento pélvico e segure. Levante uma perna até à posição de cima da mesa, com a anca e o joelho a 90°. Mantenha durante três segundos e baixe.
alternar cada perna

.... x ....

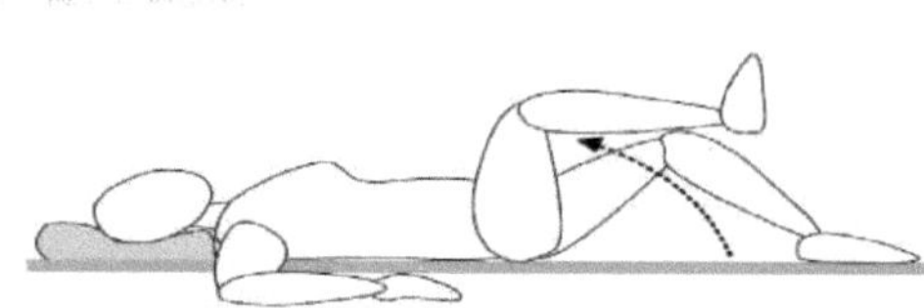

Deslizamento da perna
Deite-se de costas com os joelhos dobrados. Contraia o pavimento pélvico e mantenha a posição. Mantendo a pélvis e a caixa torácica fixas, deslize um calcanhar ao longo do chão para alongar a perna e depois deslize a perna de volta para a posição inicial.
cada perna

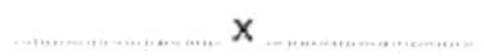

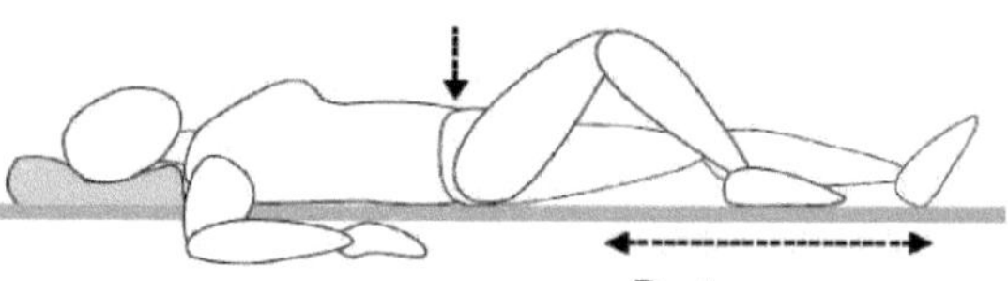

Ponte

Deite-se de costas com os joelhos dobrados e os pés apoiados no chão. Coloque uma toalha enrolada entre os joelhos. Contraia a parte inferior da barriga e segure. Aperte as nádegas e incline a bacia para cima. Continue a curvar a coluna a partir do chão, elevando vértebra a vértebra. Inspire e, ao expirar, volte a curvar a coluna vertebral para baixo, vértebra a vértebra.

.... x ....

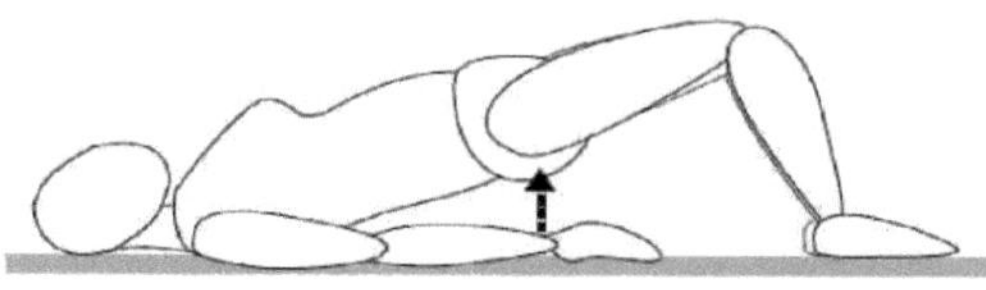

Ponte diagonal

Ponte como acima. Quando estiver na posição de ponte, permita que uma nádega desça em direção ao chão. Antes de permitir o contacto com o chão, aperte o músculo das nádegas e volte à posição de ponte. Repetir com a outra nádega. Termine o exercício curvando a coluna vertebral para baixo, vértebra a vértebra.

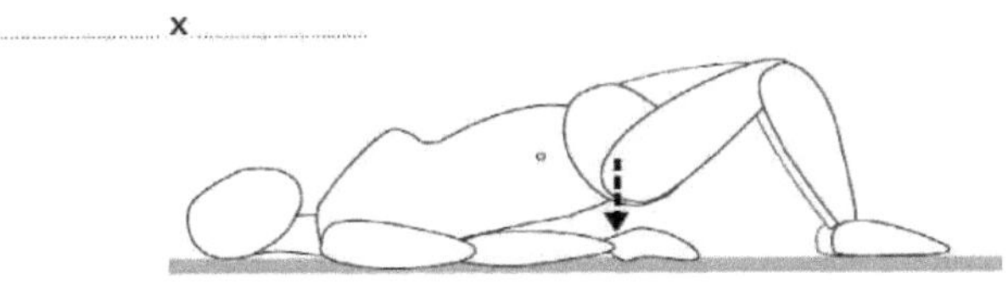

Adução resistida

Deite-se de costas, com os joelhos dobrados e os pés bem assentes no chão. Coloque a mão na parte interna da coxa e resista à tração da perna para o meio. Trabalhe com 30% da sua força máxima.

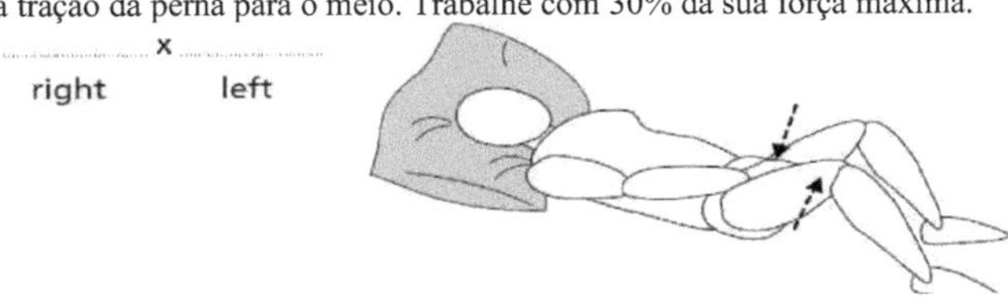

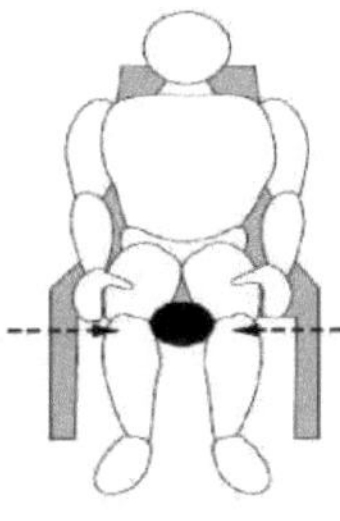

Encerramento forçado

Na posição sentada, apertar os joelhos sobre uma bola.

Resistência ao rapto

Deite-se de costas, com os joelhos dobrados e os pés apoiados. Coloque a mão na parte exterior da coxa e resista à força da perna para o lado. Trabalhe com 30% da sua força máxima.

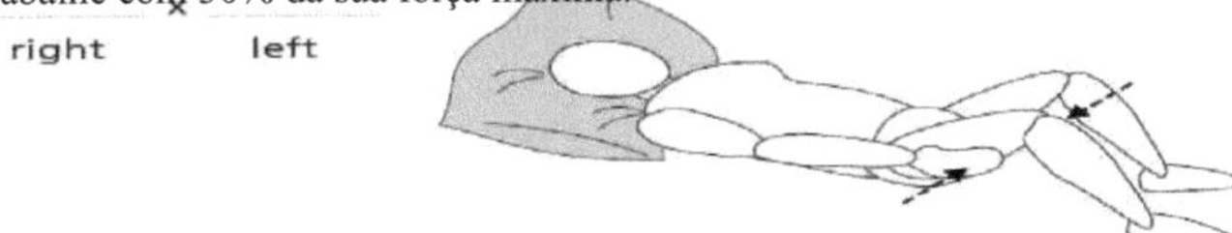

Flexão da anca resistida

Deite-se de costas, com os joelhos dobrados e os pés apoiados. Dobre um joelho em direção ao peito e resista colocando uma mão na parte da frente da coxa. Trabalhe com 30% da sua força máxima.

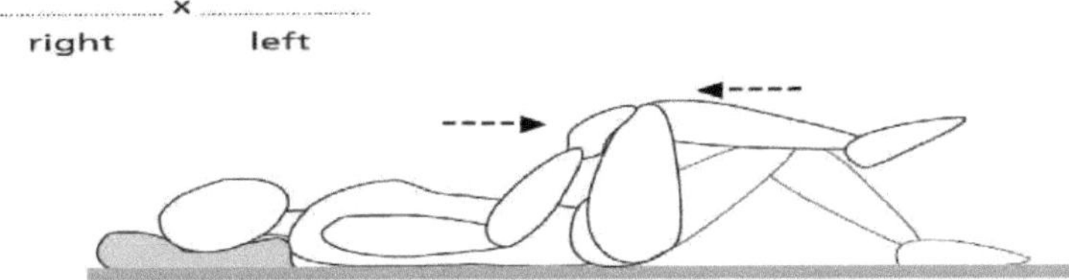

Extensão de Kip resistida

Deite-se de costas, com os joelhos dobrados e os pés apoiados. Dobre um joelho em direção ao peito e coloque as mãos por baixo da coxa. Resista à tentativa de baixar a perna até à cama. Trabalhe com 30% da sua força máxima.

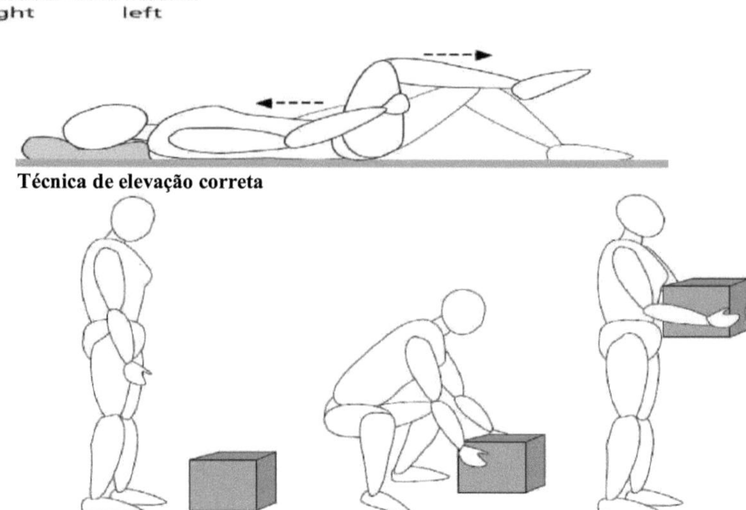

Técnica de elevação correta

DOR NA CINTURA PÉLVICA

A dor na cintura pélvica durante a gravidez é uma queixa comum das mulheres em todo o mundo. A dor na cintura pélvica relacionada com a gravidez provoca dor, instabilidade e limitação da mobilidade e causa incapacidades consideráveis nas actividades diárias, como andar, levantar, subir escadas, deitar-se de costas, virar-se na cama, cuidar da casa, fazer exercício, durante o lazer e a vida sexual. "A dor na cintura pélvica surge geralmente em relação com a gravidez, traumatismo ou artrite reactiva. A dor é sentida entre a crista ilíaca posterior e a prega glútea, particularmente na proximidade das articulações sacro-ilíacas. A dor pode irradiar para a parte posterior da coxa e pode ocorrer em conjunto com a sínfise ou separadamente. A capacidade de resistência para estar de pé, andar e sentar-se está diminuída.

A dor pélvica durante a gravidez afecta até uma em cada cinco mulheres. A dor pélvica também é conhecida como dor na cintura pélvica (PGP). Também é conhecida como:

- Disfunção da sínfise púbica (SPD)
- dores nas articulações pélvicas
- ancas torcidas
- relaxamento pélvico
- artropatia pélvica
- osteíte púbica

POSSÍVEIS FACTORES DE RISCO

- peso fetal elevado,
- multipartidário,
- idade,
- dores pélvicas em gravidezes anteriores,
- Episódios anteriores de dor lombar (LBP)
- Trabalho extenuante.
- condições de trabalho inadequadas ou incómodas/estação de trabalho incorretamente ajustada
- aumento do peso corporal e do índice de massa corporal antes e/ou no final da gravidez
- aumento da mobilidade de outras articulações do corpo

Muito raramente, a parte da frente da pélvis pode separar-se ligeiramente durante a gravidez, o parto ou no período pós-natal. Esta situação é conhecida como **Diástase da Sínfise Púbica (DSP)** e tem de ser diagnosticada através de radiografias especiais ou exames de ressonância magnética após o nascimento do bebé. No entanto, não existe qualquer relação entre qualquer separação e a quantidade de dor sentida.

Os factores de risco para a DSP podem incluir

- um parto rápido ou bebés com um grande perímetro cefálico

- traumatismo anterior da bacia
- PGP numa gravidez anterior
- separação forçada ou excessiva das coxas durante o parto
- deitar-se de costas e fazer força com os pés nas ancas das parteiras durante o parto

ETIOLOGIA

- As causas do PGP são multifactoriais e muitas vezes não há uma explicação óbvia
- É mais provável que o PGP seja uma combinação de factores que incluem o movimento assimétrico das articulações da cintura pélvica
- Biomecânica anormal da cintura pélvica devido a alterações da atividade dos músculos da coluna vertebral abdominal, da cintura pélvica, da anca e/ou do pavimento pélvico

Um pequeno número de mulheres pode ter dores não biomecânicas mas induzidas por hormonas na cintura pélvica. Ocasionalmente, a posição do bebé pode produzir sintomas associados à PGPPGP, que podem ter início entre as 8 e as 12 semanas de gravidez ou nas três semanas após o parto. A doença é complexa e os mecanismos subjacentes permanecem pouco claros. Surgiram diferentes hipóteses de fisiopatologia, indicando que a etiologia é multifatorial e mal compreendida. A fim de preparar a passagem do feto através da pélvis, há um aumento da hormona relaxina no sangue. A secreção começa no início da gravidez e afecta a laxidez dos ligamentos da cintura pélvica, o que leva a uma pélvis menos estável. Além disso, à medida que a gravidez avança, o diâmetro abdominal aumenta e, em algumas mulheres, os músculos abdominais alongados e enfraquecidos conduzem a uma força muscular insuficiente na estabilização dinâmica das articulações SI. Este conceito é apoiado por estudos que demonstram uma disfunção dos músculos das costas em doentes com lombalgia e em mulheres grávidas com PGP. Por outro lado, existem resultados contraditórios relativamente às alterações dos níveis da hormona relaxina e não existe uma relação absoluta entre o PGP e o aumento do movimento das articulações pélvicas. Algumas mulheres parecem ser capazes de lidar com este aumento da amplitude de movimento através de uma função muscular melhorada, enquanto outras não. Em conclusão, o aumento do movimento articular é pequeno e não constitui um problema em si. Há fortes indícios de que a dor é causada por músculos insuficientemente tensos. Existem algumas provas de que a dor tem origem nos ligamentos. No entanto, não há provas de que a dor provenha das partes ósseas das articulações SI. Foi sugerido que a recuperação do controlo muscular é importante para reduzir o desenvolvimento de fraqueza muscular e, consequentemente, reduzir o PGP

As estruturas pélvicas e a estabilização das articulações sacro-ilíacas (SI)

A bacia é constituída por dois ossos ilíacos ou "ancas" unidos a um osso em forma de cunha, chamado sacro. Os dois ossos da anca estão ligados à frente pela sínfise púbica. As articulações entre o sacro e os ossos da anca na parte de trás são as articulações sacroilíacas. Estas articulações são estabilizadas por uma densa rede de ligamentos, o que significa que, em condições normais, ocorrem muito poucos movimentos

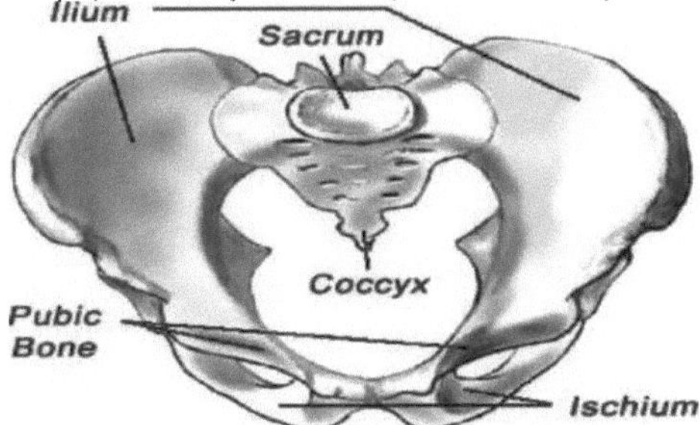

Normalmente, quando estamos deitados ou de pé, a pélvis está numa posição bloqueada ou estável, mas durante a marcha, a mobilidade e a estabilidade da pélvis têm de ser óptimas, ou seja, é necessária uma estabilidade intermitente das articulações SI que torne a pélvis estável quando carregada e móvel quando descarregada. A estabilização das articulações sacro-ilíacas é melhorada por um "mecanismo de auto-fixação e auto-bloqueio" das articulações SI, também descrito como "fecho de forma" e "fecho de força". A capacidade de bloqueio das articulações SI é conseguida através das linhas articulares irregulares

A força de fecho é constituída por vários mecanismos. Em primeiro lugar, a nutação (rotação para a frente) do sacro ocorre durante situações de carga, como a passagem da posição supina para a posição sentada e de pé, aumentando a tensão dos ligamentos posteriores, o que leva a uma maior compressão das superfícies articulares e, por conseguinte, a uma maior estabilidade das articulações SI. Em segundo lugar, a compressão das articulações SI é aumentada pelas fáscias e músculos toracolombares

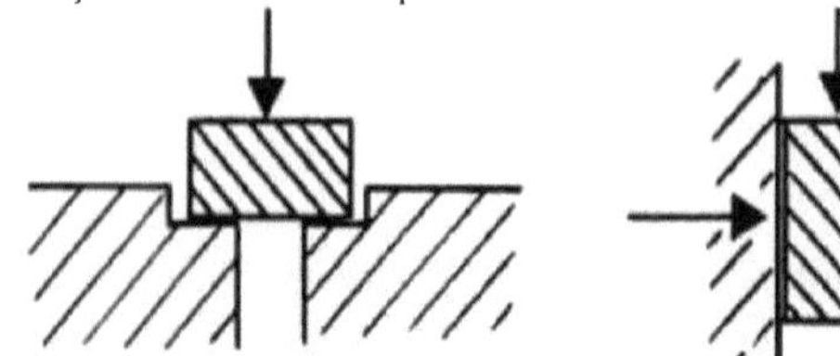

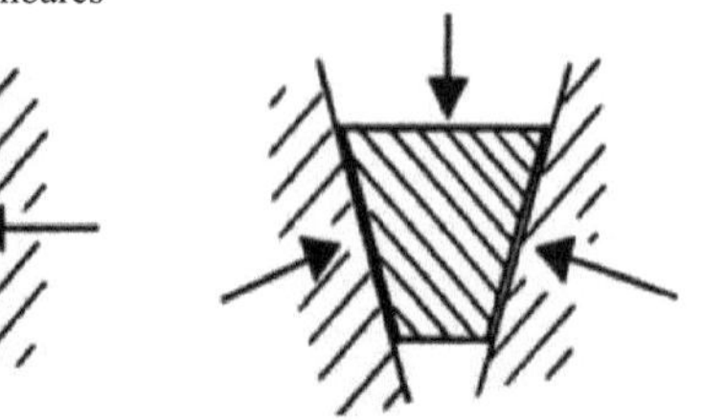

Dois músculos que estão fortemente ligados aos ligamentos à volta da articulação SI são o músculo multifidus e o músculo transverso do abdómen. Verificou-se que a contração do músculo transverso do abdómen enrijece as articulações SI e que a co-contração do músculo multífido e do músculo transverso do abdómen melhora mesmo a estabilidade lombar. Estes músculos são estabilizadores lombares e estabilizadores da pélvis e o pavimento pélvico está provavelmente também envolvido na estabilidade dinâmica da região lombar-pélvica Durante a gravidez, os músculos abdominais profundos ficam esticados. Se uma mulher tem menos fecho de forma e depende do fecho de força para a estabilidade, então é mais vulnerável a desenvolver dor pélvica durante a gravidez. Além disso, uma hormona chamada relaxina é libertada em intervalos periódicos durante a gravidez e esta hormona tem o efeito de relaxar os ligamentos, não só da articulação inter-superior da coxa, mas também da articulação do joelho.

corpo. Este facto contribui para a perda de forma e de força de fecho e, mais uma vez, existe uma maior vulnerabilidade ao cisalhamento. Durante um parto vaginal, os músculos do pavimento pélvico são frequentemente esticados, cortados ou rasgados. Este facto compromete ainda mais o encerramento forçado da pélvis.

Numa perspetiva biomecânica, existem quatro sistemas que, isoladamente ou em combinação, podem causar falhas na transferência de carga através da cintura pélvica: os sistemas articular, miofascial, neural e visceral. As deficiências específicas que podem potencialmente afetar a função da cintura pélvica incluem

1. **Sistema articular** - fibrose da sínfise púbica e/ou da articulação sacro-ilíaca, fixação da articulação sacro-ilíaca, laxidez da sínfise púbica e/ou da articulação sacro-ilíaca, compressão da sínfise púbica e/ou da articulação sacro-ilíaca por sobre-ativação de certos músculos.
2. **Sistema miofascial** - perda de integridade fascial da parede abdominal anterior (diástase do reto), do canal inguinal (hérnia desportiva), perda de integridade fascial da fáscia endopélvica, certas rupturas musculares e consequente perda de força (elevador do ânus, parede abdominal, isquiotibiais) e de comprimento (aderências).
3. **Sistema neurológico** - ausência ou atraso no momento do recrutamento muscular (alteração do controlo motor - músculo errado a trabalhar no momento errado com ou sem força suficiente), perda de condução (lesão do nervo pudendo que provoca fraqueza do pavimento pélvico e perda de aferentação), sobre-ativação do recrutamento muscular (demasiada força proveniente de um músculo não equilibrada por uma força igual e oposta, pelo que o vetor de força líquida não é o ideal, comprimindo frequentemente a articulação e limitando a sua mobilidade - ver articular).
4. **Sistema visceral** - alteração da posição dos órgãos pélvicos na sequência de cirurgia, gravidez, parto, traumatismo, que resulta numa alteração da tensão dos ligamentos suspensores dos órgãos ao esqueleto.

SINTOMAS

- Apresentar inchaço e/ou inflamação da articulação.
- Dificuldade em levantar a perna.
- Dor ao afastar as pernas (abdução)
- Incapacidade de se manter numa só perna.
- Incapacidade de transferir o peso através da pélvis e das pernas.
- Dor nas ancas e/ou restrição dos movimentos das ancas.
- Dor no nervo transferida para a perna.
- Pode estar associada a disfunção da bexiga e/ou do intestino
- Sensação de cedência da sínfise púbica.
- Inclinado para trás quando está de pé.
- Desalinhamento das articulações pélvicas e/ou dorsais.
- Dificuldade em sentar-se ou levantar-se.
- A dor pode também irradiar para a parte interna das coxas.
- Andar bamboleante ou baralhado.

- Estalido audível proveniente da pélvis

O QUE É QUE AGRAVA A DOR NA CINTURA PÉLVICA?

A dor é geralmente agravada por:

- deitado de costas
- virar-se na cama
- andar e levantar-se de uma posição sentada

É frequentemente pior à noite e a quantidade de dor nocturna que sente estará provavelmente relacionada com o grau de atividade que tem durante o dia. Afastar as pernas, especialmente quando se está sentado numa posição inclinada ou deitado, pode ser doloroso

DIAGNÓSTICO

Deve ser feita uma história clínica que inclua pormenores sobre;

- Paridade e modos de entrega anteriores
- Dor lombar/cintura pélvica anterior
- Traumatismo pélvico anterior
- Movimentos e tarefas agravantes; particularmente dor e incapacidade agravada ao ficar de pé, andar e/ou sentar-se, actividades da vida diária, emprego/carga de trabalho e actividades de lazer
- Estratégias para lidar com a dor
- Presença ou predomínio de comportamentos evitantes/ catastrofização devido ao medo do movimento e história atual e passada de ansiedade e depressão
- presença concomitante de incontinência e/ou perturbações da disfunção sexual A PGP pode variar na sua apresentação e é definida por dor sentida entre a crista ilíaca posterior e a prega glútea, particularmente na proximidade das articulações sacroilíacas. A dor pode irradiar para a parte posterior e interna da coxa e pode também ocorrer em conjunto com a sínfise púbica ou separadamente. A coluna lombar e as articulações da anca devem ser excluídas como fonte de dor.

Para fazer o diagnóstico de PPG, recomenda-se a realização de uma anamnese da dor, prestando especial atenção à dor que surge durante períodos prolongados de pé e/ou sentado. Para garantir que a dor se situa na zona da cintura pélvica, é importante indicar a zona exacta da dor: o doente deve apontar o local exato no seu corpo ou, de preferência, sombrear a zona dolorosa num diagrama de localização da dor

Dor: a distribuição varia consoante os indivíduos e inclui: Parte inferior das costas, SPJ, SIJ, virilha, coxa anterior e posterior, parte inferior posterior da perna, anca/região trocantérica e pavimento pélvico/períneo.

Para obter uma história de dor exacta e verificar a capacidade funcional do doente, recomenda-se o seguinte O doente deve indicar a zona de dor num diagrama de localização da dor

- O nível de dor pode ser registado utilizando a Escala Visual Analógica (EVA) de 0-10.
- Deve ser preenchido um questionário auto-relatado pelo doente

Os questionários validados incluem o **Índice de Incapacidade de Oswestry (ODI)** e o **Questionário da Cintura Pélvica (PGQ)**. Deve ser feita uma observação geral da postura, da marcha e da mobilidade para entrar e sair da cama, da mobilidade da posição sentada para a posição de pé e da posição deitada para a posição sentada.

Não existe um teste padrão de ouro para o diagnóstico de PPG, mas os testes de provocação da dor têm maior fiabilidade e especificidade do que os testes palpatórios. Os seguintes testes são recomendados para o exame clínico da PGP. Uma vez que a realização destes testes pode ser muito dolorosa para as mulheres afectadas, estes testes devem ser realizados tendo em conta este facto. A posição supina deve ser mantida durante o menor tempo possível nas mulheres grávidas para minimizar os efeitos da síndrome de hipotensão supina na mãe e no bebé

A avaliação deve incluir

- espinha dorsal,
- exame da cintura pélvica e da articulação da anca
- exame dos músculos responsáveis pela estabilidade e força do tronco, da cintura pélvica e da anca
- avaliação dos nervos que irrigam os músculos
- avaliação das capacidades funcionais

Diagnóstico diferencial:

O diagnóstico pode ser efectuado após exclusão:

- Infeção do trato urinário ou outra infeção
- Problemas da coluna lombar (requer encaminhamento para fisioterapia)
- Braxton Hicks ou contração de parto

- Infecções dos ossos ou dos tecidos moles (típicas ou atípicas, tais como tuberculose ou lesões sifilíticas do púbis)
- Trombose da veia femoral
- Complicações obstétricas (parto pré-termo, abrupção, dor no ligamento redondo, corioamnionite)

Critérios para identificar as mulheres que necessitam de atenção na gestão do PGP durante o parto:

- As mulheres com PGP que envolvem dor pélvica posterior bilateral e disfunção da sínfise têm geralmente uma maior incapacidade do que as mulheres com dor pélvica posterior unilateral e disfunção da sínfise.
- As mulheres com movimentos restritos da anca, marcha prejudicada e mobilidade reduzida no leito podem necessitar de aconselhamento mais específico para a gestão do trabalho de parto do que as mulheres apenas com dor.

GESTÃO

As diretrizes recomendam exercícios e um programa de tratamento individualizado centrado em exercícios específicos de estabilização e referem que a informação, a massagem e o cinto pélvico podem ser utilizados como parte de um programa de tratamento individualizado multifatorial e também que a acupunctura durante a gravidez pode reduzir o PGP

- Dar uma explicação clara e fundamentada da doença à mulher, à sua família e ao seu parceiro,
- O fisioterapeuta efectua um exame físico detalhado da mulher para determinar a origem dos sintomas (que diferem de mulher para mulher) e planear o tratamento adequado
- Os fisioterapeutas oferecem uma abordagem holística na gestão do PGP pré-natal e pós-natal e podem aconselhar sobre o parto e o nascimento.
- A fisioterapia tem por objetivo otimizar a saúde física e emocional da mãe, melhorando a biomecânica e a estabilidade da coluna vertebral e da cintura pélvica, melhorando a força dos músculos do tronco e da cintura pélvica, melhorando a mobilidade da anca, controlando a dor e melhorando a função
- Controlo da dor - considerar dar ou encaminhar adequadamente para aconselhamento, prescrição e monitorização - acupunctura TENS

O TRATAMENTO E A GESTÃO PODEM INCLUIR:

O tratamento de fisioterapia tem como objetivo melhorar a posição e a estabilidade da coluna vertebral e das articulações pélvicas, aliviar a dor e melhorar a função muscular

O tratamento pode incluir:

- **Terapia manual** para garantir que as articulações da coluna vertebral, da pélvis e da anca se movimentam normalmente ou para corrigir o seu movimento. As mobilizações, manipulações, técnicas de energia muscular e alongamentos são os métodos mais utilizados. A terapia manual deve ter como objetivo corrigir qualquer disfunção da coluna vertebral, das articulações pélvicas e da anca, incluindo o aumento da mobilidade das articulações da anca (especialmente a abdução).
- **Exercícios de estabilização** para treinar e fortalecer os músculos do estômago, das costas, do pavimento pélvico e da anca.
- Exercício na água.
- Fornecimento de equipamento, como muletas, cinto de cintura pélvica...
- Controlo da dor - considerar dar ou encaminhar adequadamente para aconselhamento, prescrição e monitorização - acupunctura TENS

- Conselhos, incluindo:

- ❖ Cuidados nas costas
- ❖ Levantamento
- ❖ Posições sugeridas para o parto e nascimento
- ❖ Cuidar do seu bebé e das crianças pequenas ❖ Posições para as relações sexuais

- **Massagem -** O objetivo da massagem era aumentar o fluxo sanguíneo nos músculos glúteos e nos extensores da anca, que, de acordo com a nossa experiência clínica, estão frequentemente sobrecarregados. A massagem foi dada uma ou algumas vezes pelo fisioterapeuta ao doente e ao parceiro, que depois recebeu instruções sobre como efetuar a massagem em casa. O tratamento de massagem consistia em técnicas de massagem padronizadas, ou seja, acariciar (effleurage) e amassar (petrissage).
- **Postura correta** e os doentes foram instruídos para evitar a sobrecarga das estruturas pélvicas na vida

quotidiana. Uma postura correta pode evitar tensões mecânicas desnecessárias na zona lombar. As mulheres grávidas devem compreender que o aumento de peso e as alterações hormonais colocam mais tensão na região lombar e na pélvis, numa altura em que os ligamentos e as articulações se tornam mais frouxos. O fisioterapeuta pode ensinar às mulheres a postura neutra da coluna vertebral que evita a lordose lombar excessiva e a inversão excessiva da lordose lombar. As mulheres podem ser instruídas a realizar todas as actividades na postura neutra da coluna vertebral; observar a doente num departamento de fisioterapia simulando as suas actividades diárias habituais pode garantir que ela sabe como manter uma coluna vertebral neutra. As pacientes devem estar cientes de uma reação de fadiga comum à posição de pé prolongada - mover os ombros mais para trás, o que aumenta a lordose lombar. As mulheres grávidas devem evitar o uso de sapatos de salto alto que acentuam a lordose lombar e aumentam a tensão de cisalhamento na região lombar e no sacro.

Exercícios de estabilização

O objetivo dos exercícios de estabilização era recuperar o controlo motor através do treino de um padrão de co-contração dos músculos profundos do tronco, ou seja, a forma e o fecho da força.

Exercícios

Os exercícios começaram com co-contrações isoladas de baixa força em M Transversus Abdominis e Multifidus em postura estática. Com a paciente de pé, ajoelhada em quatro pontos, com os estabilizadores das escápulas activados e uma lordose normal, era pedido às mulheres que relaxassem o abdómen e contraíssem lentamente o pavimento pélvico durante uma respiração relaxada. A paciente era depois ensinada a observar como o abdómen inferior se elevava durante a contração do pavimento pélvico e voltava a relaxar após a mesma. O fisioterapeuta segurava uma mão no estômago sobre o músculo transverso do abdómen para expor o movimento, dar feedback e controlar que os outros músculos abdominais estavam relaxados. A outra mão apalpava os músculos paraespinhais. A ativação do pavimento pélvico deu início a uma co-contração no músculo transverso do abdómen e as mulheres foram depois instruídas a manter esta ativação durante dez segundos durante uma respiração relaxada.

Estes exercícios eram, quando se conseguia fazer uma contração correta, seguidos de desafios cada vez mais difíceis à medida que as capacidades do doente melhoravam, até se conseguirem realizar movimentos mais complexos com um controlo muscular ótimo. Os doentes com dores fortes em músculos globais, como os rotadores externos da anca, também receberam exercícios para aumentar a circulação sanguínea. Estes foram realizados com muitas repetições e com pouca força, numa amplitude de movimentos restrita, numa posição deitada de lado com uma almofada entre as pernas ou sentada sem apoio para os pés

GESTÃO DE AUTO-AJUDA

- Evite qualquer atividade que possa agravar a dor, pois esta pode demorar muito tempo a acalmar-se novamente. Peça ajuda para as tarefas domésticas. Tente não se sentar no chão ou mesmo de pernas cruzadas.
- Mexa-se pouco e com frequência. Pode não sentir os efeitos do que está a fazer até ao final do dia ou depois de se deitar.
- Descanse regularmente, quer deitado de lado, quer sentado com as costas arqueadas e bem apoiadas...
- Ao caminhar, arqueie as costas (colocando o peito e as nádegas para fora) e balance os braços como se estivesse a marchar. Isto bloqueia a pélvis numa posição estável e ativa os músculos responsáveis pela rigidez das articulações pélvicas.
- Pode achar mais confortável dormir de lado com uma almofada entre os joelhos. Esta posição ajuda a manter as ancas alinhadas.
- Evitar levantar ou empurrar objectos pesados (os carrinhos de supermercado e os baldes de água podem ser particularmente dolorosos).
- Quando se vestir, não tente enfiar as pernas nas calças, *salwars*, *churidars*, saias *slacks* ou roupa interior enquanto está de pé. Sente-se e puxe a roupa por cima dos pés, depois levante-se antes de a puxar para cima.
- Ao deitar-se, sente-se na borda da cama, mantendo os joelhos juntos, deite-se de lado, levantando as duas pernas ao mesmo tempo. Inverter a posição para se levantar.
- Não tente levantar-se deitado de costas.
- Manter os joelhos juntos quando se virar na cama.
- Ao entrar no carro: Sentar-se primeiro e depois balançar as pernas, mantendo-as juntas.
- Evite os sofás e as cadeiras demasiado baixos ou demasiado altos.
- Dar passos mais pequenos ao caminhar.
- Evitar as escadas, se possível
- Movimentar-se dentro dos limites da dor.

- Evitar torcer-se, dobrar-se ou agachar-se
- Evitar dobrar-se e torcer-se para levantar ou transportar uma criança ou um bebé numa só perna
  - Evitar sentar-se torcido e estar sentado ou de pé durante longos períodos
  - Evitar levantar pesos pesados (sacos de compras, roupa molhada, aspiradores, crianças pequenas)
  - Evitar empurrar objectos pesados, como carrinhos de supermercado
  - Evitar transportar qualquer coisa numa só mão

Durante a gravidez DO:

Ser tão ativo quanto possível dentro dos limites da dor e evitar actividades que a agravem

Pedir e aceitar ajuda nas tarefas domésticas e envolver o seu parceiro, família e amigos; pedir ajuda a outros, se necessário

S Descansar quando puder - pode ser necessário descansar e sentar-se mais vezes

S Sentar-se para se vestir e despir; evitar ficar de pé numa só perna

S Usar sapatos planos de apoio

S Evitar estar de pé para fazer tarefas como passar a ferro

S Tente manter os joelhos juntos ao entrar e sair do automóvel; seja elegante! Um saco de plástico no assento pode ajudá-lo a rodar

S Dormir numa posição confortável, por exemplo, deitado de lado com uma almofada entre as pernas

Experimentar diferentes formas de se virar na cama, por exemplo, virando-se para baixo ou virando-se com os joelhos juntos e apertando as nádegas

Rolar para dentro e para fora da cama mantendo os joelhos juntos

Suba as escadas uma de cada vez (experimente subir as escadas com a perna menos dolorosa e descer as escadas com a perna mais dolorosa [em alternativa, pode achar mais fácil descer as escadas com a perna menos dolorosa] ou subir as escadas de costas ou de barriga para baixo

Planeie o seu dia - traga tudo o que precisa para baixo de manhã e tenha tudo à mão, como bebidas, garrafas térmicas

Se usar muletas, tenha uma mochila pequena para transportar as coisas

J Se desejar ter relações sexuais, considere posições alternativas, por exemplo, deitar-se de lado ou ajoelhar-se sobre os quatro

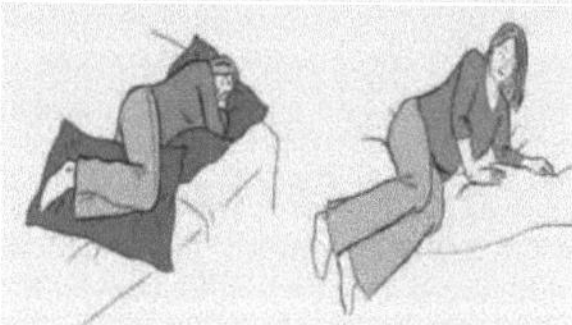

PARTO E NASCIMENTO

A maioria das mulheres com PGP pode ter um parto normal por via vaginal.

- Muitas mulheres receiam que a dor piore se tiverem de entrar em trabalho de parto. Normalmente, não é esse o caso quando se tem o cuidado de proteger as articulações pélvicas de mais tensão ou trauma. Deve poder escolher o local de parto como desejar, incluindo as opções de centro de parto ou de parto em casa.
- A maioria das mulheres com PGP consegue ter um parto normal e, normalmente, não é recomendada uma cesariana. No entanto, deve discutir este assunto com a sua parteira ou médico.

Antes do parto:

- pensar em posições de parto que sejam confortáveis para si
- registá-las no seu plano de parto
- considerar um parto e nascimento na água - isto permite-lhe mover-se livremente e mudar de posição

Durante o parto:

- utilizar a gravidade para ajudar o bebé a deslocar-se para baixo, mantendo-se o mais direito possível:
  - ajoelhado
  - de quatro
  - de pé

Estas posições podem ajudar o trabalho de parto a progredir e evitar mais tensão na sua pélvis.

- tente evitar deitar-se de costas ou sentar-se apoiada na cama - estas posições reduzem a abertura pélvica e podem atrasar o trabalho de parto
- a posição de cócoras e o banco de parto podem ser posições desconfortáveis para o parto

- É possível que, após o tratamento de fisioterapia, consiga abrir mais as pernas. No entanto, se ainda tiver alguma restrição durante a gravidez e/ou após o início do trabalho de parto, o seu fisioterapeuta, parteira ou parceiro de parto deve medir a distância que os seus joelhos podem separar sem dor (a sua amplitude de movimento sem dor) quando está deitada de costas ou sentada na borda de uma cadeira com os pés afastados. Deve ter o cuidado de manter as pernas dentro da sua amplitude de movimento sem dor, tanto quanto possível, durante o trabalho de parto e o parto, para proteger as suas articulações, especialmente se for submetida a uma epidural ou a uma raquianestesia. No entanto, numa minoria de partos, pode ser necessário afastar mais as pernas para que o bebé nasça em segurança. Se for necessário ultrapassar a amplitude de movimento sem dor, tenha mais cuidado depois do nascimento do bebé até ser avaliada pelo seu fisioterapeuta.

Partos assistidos (fórceps e ventosa)

- Se necessitar de fórceps, de ventilação ou de sutura, as parteiras e os médicos devem ter o cuidado de, ao colocá-la na posição de litotomia (ou seja, nos estribos), levantar e separar as pernas ao mesmo tempo e não exceder a amplitude de movimentos sem dor.

Depois de ter tido o seu bebé:

Mexer-se ou ficar na cama?

- Se não se conseguir mexer muito bem após o parto devido às dores do PGP, poderá ter de ficar na cama. Poderá ser-lhe administrada medicação para prevenir a formação de coágulos sanguíneos e usar meias especiais.
- Deve movimentar-se o mais possível, dentro dos limites da sua dor
- Tenha em atenção que a medicação para aliviar a dor pode encobrir o desconforto do seu PGP, por isso tenha muito cuidado ao fazer coisas que eram dolorosas antes de ter o seu bebé, até parar de tomar os analgésicos
- deve ser encaminhado para um fisioterapeuta para uma avaliação e tratamento precoces se ainda tiver dores de PGP ou se ainda precisar de tomar analgésicos

No serviço pós-natal

- Poderá precisar de apoio adicional, por isso encoraje o seu parceiro a ficar para ajudar a cuidar de si e do seu bebé
- Certifique-se de que a sua cama fica perto da casa de banho.
- Necessita de ajuda adicional para os cuidados pessoais e para cuidar do seu novo bebé. O bebé pode precisar de ser levantado do berço para ser alimentado, ou pode precisar de ajuda para mudar as fraldas.

Durante a amamentação

A pélvis suporta o seu peso mesmo numa posição sentada. O peso adicional de segurar um bebé durante a alimentação pode causar mais dores pélvicas. Antes de começar, procure uma cadeira confortável e aproxime o bebé de si, adicionando almofadas ou travesseiros, em vez de se curvar sobre ele. Se tiver sede durante a amamentação, certifique-se de que
ter uma bebida por perto. Sempre que possível, sente-se numa cadeira firme mas confortável para alimentar o seu bebé. Certifique-se de que as suas costas estão bem apoiadas; colocar uma pequena toalha enrolada atrás da zona lombar ajuda

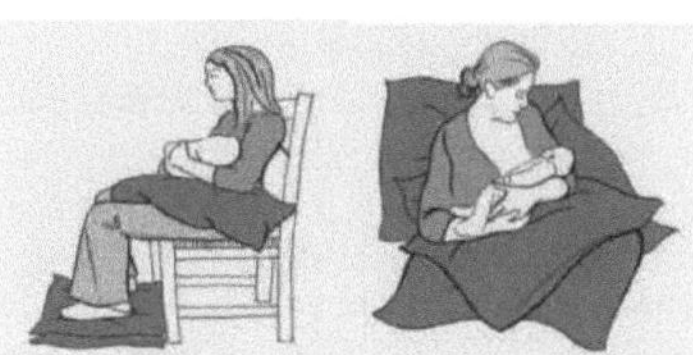

Cuidar do seu bebé

Mudar as fraldas numa superfície à altura da cintura.

- Não levante o seu bebé com demasiada frequência.
- Transporte o seu bebé à sua frente; não o transporte sobre uma anca.
- Ajoelhar-se ao lado da banheira em vez de se inclinar.
- Baixe o lado do berço quando levantar ou baixar o seu bebé.
- Mantenha o seu bebé perto de si quando o colocar e retirar da cadeira auto.
- Se tiver de transportar o bebé na cadeira auto, segure-o à sua frente, não na anca, ou coloque-o numa

estrutura com rodas/buggy.

- Não levante o seu bebé para dentro e para fora de carrinhos de compras altos.
- Faça diariamente os seus exercícios para os músculos do pavimento pélvico.

Durante a elevação do bebé

Não esticar os braços para pegar no bebé. Aproxime o bebé do seu peito antes de o levantar. Evite torcer o seu corpo. Para ajudar a levantar o bebé da mesa de muda, segure-o junto ao peito para limitar a resistência. Segure bem o bebé com um braço e coloque o outro em cima da mesa. Tente não esticar demasiado os braços, pois isso sobrecarrega a pélvis.

Quando levantar a criança do berço, coloque o lado do berço para baixo e puxe a criança para si. Não se incline sobre o lado do berço e levante o bebé por cima. As mulheres com crianças mais velhas devem tentar não as levantar do nível do chão, mas pedir e/ou ajudar a criança a ficar de pé ou a sentar-se na cadeira, de modo a minimizar a tensão nas suas costas e pélvis.

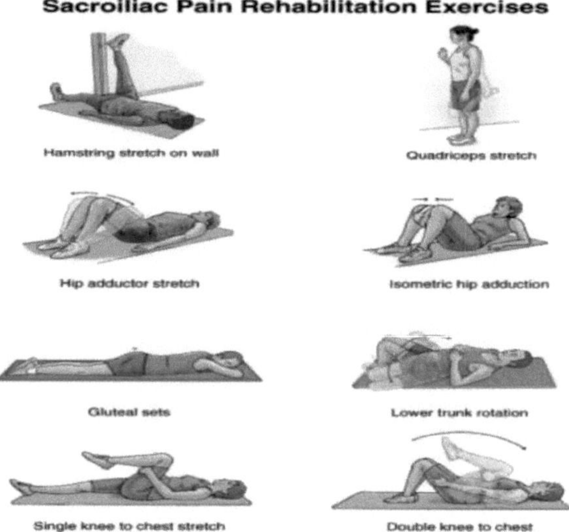

DIÁSTASE RECTAL

- A diástase recti é uma separação do músculo reto abdominal na linha média, na linha alba.
- A etiologia desta separação é desconhecida; no entanto, a continuidade e a integridade da musculatura abdominal são interrompidas.
- Qualquer separação superior a 2 cm ou à largura de dois dedos é considerada significativa

INCIDÊNCIAS

- A diástase rectal pode ocorrer durante a gravidez devido aos efeitos hormonais no tecido conjuntivo e às alterações biomecânicas da gravidez; pode também desenvolver-se durante o trabalho de parto, especialmente durante a retenção excessiva da respiração durante a segunda fase.
- Pode ocorrer acima, abaixo ou ao nível do umbigo, mas parece ser menos comum abaixo do umbigo

- Parece ser menos frequente em mulheres com bom tónus abdominal antes da gravidez.

SIGNIFICADO

- Pode produzir queixas músculo-esqueléticas, como dores lombares, possivelmente em resultado da diminuição da capacidade da musculatura abdominal para estabilizar a pélvis e a coluna lombar.
- Limitações funcionais
- Diminuição da proteção fetal
- Potencial de herniação

EXAME

- Testar a presença de diástase rectal nas grávidas antes de realizar qualquer exercício abdominal (posição e pormenores do teste, consultar Kisner).
- Aguarde até três dias após o parto para efetuar a verificação da diástase, uma vez que os músculos estarão demasiado frouxos para obter um resultado fiável.

Se fez uma cesariana, deve esperar cerca de seis semanas ou até a incisão estar cicatrizada

INTERVENÇÃO

- Deite-se de costas, com os joelhos dobrados.
- Cruze as mãos na cintura e guie os músculos recti em direção à linha média para os estabilizar.
- Respire fundo.
- Ao expirar lentamente, faça uma contração dos músculos pélvicos e levante a cabeça da cama (mantenha os ombros na cama).
- Enquanto se levanta, puxe suavemente os músculos subjacentes com as mãos. Se a sua barriga for demasiado grande, enrole um lençol ou uma toalha grande à volta do corpo e segure as extremidades com as mãos opostas. Aplique a mesma tração.
- Regresse lentamente à posição inicial enquanto inspira.
- Tente fazer 10 seguidas, pelo menos três vezes por dia.

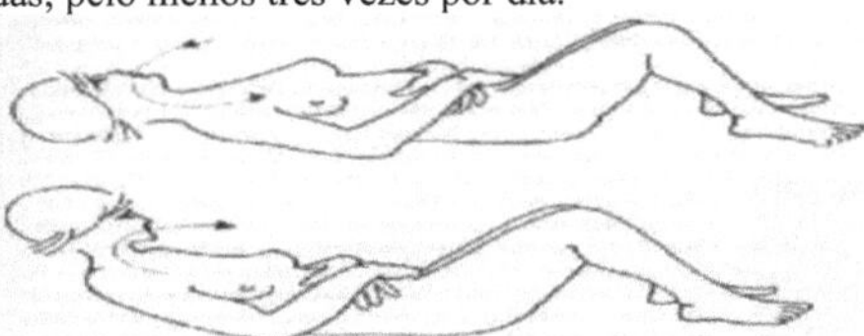

- Não faça um curl-up normal (levantando os ombros da cama) até que a sua costura central não fique saliente ou oca e sinta apenas 2 dedos de largura ou menos de separação entre os músculos recti.
- Se em qualquer altura (semanas, meses, anos mais tarde) notar que a lacuna voltou, basta repetir este exercício para a diminuir.

Exercícios abdominais mal executados podem causar um aumento da pressão intra-abdominal, esta força pode provocar uma maior separação do recti e o agravamento da protuberância/hernia que o acompanha

- Por isso, é importante monitorizar a DRA (e a hérnia, caso exista) antes de prescrever quaisquer exercícios abdominais. Os exercícios abdominais inadequados incluem abdominais, elevações de pernas direitas, movimentos de Pilates, especialmente actividades de rotação do tronco, tais como abdominais cruzados que visam os oblíquos, podem esforçar excessivamente os abdominais.
- A fraqueza dos músculos do tronco contribui para o fecho insuficiente da articulação sacro-ilíaca, levando à instabilidade pélvica, que pode eventualmente levar a dores na zona lombar e na anca. No pior dos casos, esta separação do recti pode resultar numa hérnia.
- Na visita inicial, o paciente recebe instruções sobre i) mecânica corporal correta, ii) postura adequada, iii) exercícios apropriados para ativar a musculatura abdominal, e iv) exercícios apropriados para reaproximar os recti bellies sem aumentar a pressão intra-abdominal

Progressão

- Elevação da cabeça com inclinação pélvica
- Exercício de inclinação pélvica

- Deslizamento de pernas
- Cachos do tronco
- Bicicleta modificada
- Fortalecimento dos músculos centrais.

Na consulta inicial, o paciente recebe instruções sobre i) mecânica corporal correta, ii) postura adequada, iii) exercícios apropriados para ativar a musculatura abdominal, e iv) exercícios apropriados para reaproximar os recti bellies sem aumentar a pressão intra-abdominal. Em cada visita subsequente, o paciente é ensinado a i) treinar novamente o controlo concêntrico e excêntrico da musculatura abdominal e ii) simular o papel funcional da musculatura abdominal na estabilização do tronco.

PRECAUÇÕES ESPECIAIS

Evitar todas as actividades que exerçam pressão sobre a linha média, que estiquem ou expandir excessivamente a parede abdominal, ou seja

- Movimentos repetitivos do tronco ou torções diagonais, por exemplo, durante um serviço de ténis.
- Exercícios que requerem deitar-se de costas sobre uma grande bola de exercício.
- Posturas de ioga que alongam os abdominais, como a "pose da vaca", o "cão para cima", todas as curvas para trás e a "respiração pela barriga".
- Exercícios abdominais que trabalhem os músculos abdominais exteriores, tais como abdominais e flexões oblíquas.
- Exercícios que fazem com que a parede abdominal fique saliente após o esforço.
- Levantamento e transporte de objectos muito pesados.
- Tosse intensa com os músculos abdominais sem apoio.

DISFUNÇÃO DA SÍNFISE PÚBICA (SPD)

- Foi demonstrado que a largura da sínfise púbica aumenta assintomaticamente na gravidez de cerca de 4,8 mm para 7-9 mm.
- A dor varia em termos de gravidade e pode ter um início gradual ou ser incidente. Pode estar ligada a uma atividade específica ou a um incidente traumático. É provocada pela carga, especialmente unilateral e pela abdução da anca. As actividades mais difíceis incluem:
  - entrar ou sair do carro ou do banho
  - mudança de posição na cama, nomeadamente "virar-se
  - curativo
  - a marcha, que é muito limitada ou impossível.

Tratamento

- O repouso e a redução das "tarefas" não essenciais são vitais, tal como manter as pernas aduzidas e evitar a posição de uma só perna.
- O apoio pélvico pode reduzir os níveis de dor, por exemplo, um Tubigrip "rollon",b um cinto trocantérico, um cinto SPD ou roupa interior de apoio à maternidade, ajudando a estabilizar a mecânica pélvica.

Em casos graves, podem ser necessárias ajudas funcionais (por exemplo, auxiliares de marcha),
Uma contração isométrica suave dos adutores da anca, na posição sentada - pequena almofada entre os joelhos (mantendo a estabilidade pélvica), pode aliviar a tensão dos adutores. O exercício supervisionado na água é uma abordagem positiva, embora se deva ter cuidado ao entrar ou sair da piscina e se *deva* evitar o nado de peito

DOR NA COLUNA TORÁCICA

- Durante a gravidez, algumas mulheres queixam-se de dores na coluna torácica. A caixa torácica dilata-se durante a gravidez devido ao crescimento do feto. Este facto pode ter um efeito mecânico sobre as articulações costovertebrais, provocando dores. Pode haver sintomas que irradiam para o membro superior. Os sintomas musculares podem ser o resultado do aumento do tamanho e do peso dos seios.
- Pode também estar associada a dores ao longo da margem anterior das costelas inferiores (ou seja, dor na margem costal (dor nas costelas) e nevralgia intercostal).
- O "alargamento" pode aumentar o diâmetro do tórax até 10-15 cm. A "nevralgia intercostal" é um termo por vezes utilizado para descrever a dor intermitente, geralmente unilateral, que pode

irradiar à volta do tórax e pode ser referida à parede abdominal lateral.

Tratamento

- As mobilizações podem aliviar as dores nas articulações costovertebrais, mas é *essencial* lembrar que durante a gravidez há um aumento da laxidez articular
- Correção da postura (a aplicação de fita adesiva pode ajudar na propriocepção)
- Técnicas de auto-mobilização
- exercícios, alongamentos - que podem tratar os espasmos e a rigidez
- Um sutiã bem ajustado também deve ser considerado
- As técnicas de "elevação das costelas" são úteis para lidar com o "arqueamento" das costelas: elevar os dois braços acima da cabeça com as mãos entrelaçadas em flexão lateral (com o braço levantado), afastando-os da dor
- Garrafa de água quente ou um saco de gelo.

DOR NA COSTELA ANTERIOR DURANTE A GRAVIDEZ

A dor nas costelas anteriores é uma queixa médica bastante comum durante a gravidez. É frequente senti-la na parte inferior da caixa torácica. A principal causa da dor é a tensão muscular e a inflamação dos músculos intercostais que se situam entre as costelas e que funcionam na expiração forçada, como acontece com um espirro ou com a respiração difícil do exercício físico. Os outros culpados são o diafragma e o músculo abdominal oblíquo

Este sintoma de gravidez ocorre mais frequentemente em mulheres com um corpo mais em forma de pera, uma vez que têm uma caixa torácica inferior mais esguia e ancas mais largas. As ancas mais largas contribuem para a dor nas costelas durante a gravidez, uma vez que quando se está de lado, como é recomendado durante a gravidez, há um maior alongamento dos músculos do flanco devido à maior distância entre a parte mais larga da anca e a caixa torácica. Este estiramento pode resultar em tensão muscular que, por sua vez, afecta a mobilidade da caixa torácica, causando irritação das articulações das costelas e dos ligamentos e músculos associados.

Outra causa de dores na região anterior das costelas durante a gravidez é a pressão exercida pelos órgãos e pelo bebé, que, ao tentarem criar espaço para si próprios, exercem pressão sobre as costelas e também sobre o diafragma (o músculo da respiração), o que acontece sobretudo na parte final do segundo trimestre e no início do terceiro trimestre

O que pode fazer para diminuir as dores nas costelas anteriores relacionadas com a gravidez?

Uma reação natural à dor é diminuir o movimento na zona e respirar de forma mais superficial, utilizando apenas a parte superior dos pulmões e a caixa torácica. Com o tempo, esta falta de movimento agrava o problema e aumenta a rigidez da articulação da caixa torácica e a tensão muscular na zona. Conseguir mais movimento é a chave para diminuir a dor. Isto pode ser feito de várias formas.

Exercício para o diafragma:

Ate um lenço ou uma gravata à volta da parte inferior da caixa torácica. Pratique a respiração e expanda a parte inferior da caixa torácica e aperte o lenço ou a gravata. Isto serve para reprogramar o seu cérebro para respirar utilizando toda a caixa torácica e não apenas a parte superior. Isto encoraja o diafragma a descer para a cavidade abdominal e a obter um bom alongamento, reduzindo assim qualquer aperto.

Inibição do diafragma:

Esta é uma técnica que aplico aos meus pacientes e que pode facilmente aplicar a si próprio. Numa posição sentada, incline-se ligeiramente para a frente, reduzindo assim a tensão nos músculos do estômago. Utilize os dedos para exercer uma ligeira pressão sob o bordo inferior da caixa torácica, na direção da cabeça. Desloque-se ao longo da borda das costelas até encontrar um ponto sensível. Mantenha a pressão sobre esse ponto até que comece a desaparecer. Certifique-se de que continua a respirar normalmente durante este exercício. Pare se sentir demasiada dor, se estiver a ficar tonto ou se tiver dificuldade em respirar.

Exercício de flexão lateral das costelas:

Dobre os cotovelos e coloque as mãos na caixa torácica, aproximadamente ao nível da alça do sutiã. As suas mãos vão atuar como um ponto de apoio em torno do qual vai mover a caixa torácica. Pressione suavemente com a mão direita e dobre lateralmente para a direita. Repita em ambos os lados as vezes que se sentir confortável.

Exercício de rotação das costelas:

Sentar-se numa cadeira (a melhor é uma cadeira de secretária giratória) com uma boa postura direita. Virar suavemente para um lado e agarrar-se às costas da cadeira. Puxe-se suavemente para o movimento de rotação, tanto quanto for confortável. Manter esta posição durante 10 segundos ou o tempo que for

confortável.
Produtos para ajudar as dores nas costelas anteriores relacionadas com a gravidez
Uma **almofada de gravidez** para melhorar o alinhamento de todo o corpo quando está deitada. O peso do seu bebé, do útero, dos seios, etc., arrasta-se em direção à cama, o que faz com que os músculos, os ligamentos, etc., da parte superior do seu corpo se estiquem. Isto pode ser bastante desconfortável durante o sono e ter implicações ao acordar. A utilização de uma almofada de corpo permite-lhe posicionar-se de forma a exercer o mínimo de pressão sobre as costelas e os músculos circundantes.
Uma **almofada de apoio da barriga de grávida** para apoiar e elevar a barriga quando se está deitada de lado, para reduzir o arrastamento e a tensão nas costelas. Foi o que utilizei durante a minha gravidez, depois de ter sentido um desconforto nos músculos laterais e uma dor mais aguda nas costelas inferiores esquerdas. Ajudou-me tanto que o levava comigo para todo o lado!
Uma **cinta de apoio para a barriga de grávida** permite distribuir melhor o peso da barriga e aliviar a tensão dos músculos abdominais que, por sua vez, exercem pressão sobre as costelas.

SÍNDROME DO TÚNEL CÁRPICO

- Parece estar associada ao edema generalizado de que sofrem algumas mulheres no último trimestre da gravidez, embora um edema puramente localizado também possa causar os sintomas. A dor na mão e no pulso é o segundo sintoma músculo-esquelético mais frequente da gravidez.
- Uma queixa frequente de uma mulher que apresenta esta doença é a parestesia e a dor, que se sente normalmente durante a noite, perturbando o sono tão necessário.

Tratamento - compressas de **gelo**

- repousar com as mãos em elevação
- Exercícios para os pulsos e as mãos
- Ultrassom
- tala que limita a flexão do pulso.
  - As posições que colocam a articulação do pulso numa posição de stress devem ser evitadas (por exemplo, ajoelhar-se em decúbito ventral) - o peso do pulso e do braço pode ser adaptado para o peso dos nós dos dedos ou do antebraço.

EXERCÍCIOS PARA MÃOS E PULSOS

- Faça círculos com o pulso Abra e feche os dedos.
- **Levantamento da carteira - Apoie** o braço confortavelmente numa mesa ou no braço de uma cadeira, de modo a que a mão e o pulso se estendam sobre a borda. Segure as pegas da carteira com a mão, com a palma virada para o chão. Levante e baixe a mala 10 vezes.
- **Estique o polegar** - Existe uma ligação fascial entre o tecido do polegar e a parte superior do túnel cárpico. Esticar o polegar estica o teto do túnel cárpico.
- Comece com a palma da mão virada para a frente, com o cotovelo enfiado na cintura.
- Segure a base do polegar e puxe-o para longe da palma da mão e de volta para o corpo (ABDUÇÃO). Mantenha o alongamento durante 10 segundos
- Segure a base do polegar e puxe-o para trás e para baixo em direção ao chão. Mantenha o alongamento durante 10 segundos. (EXTENSÃO)

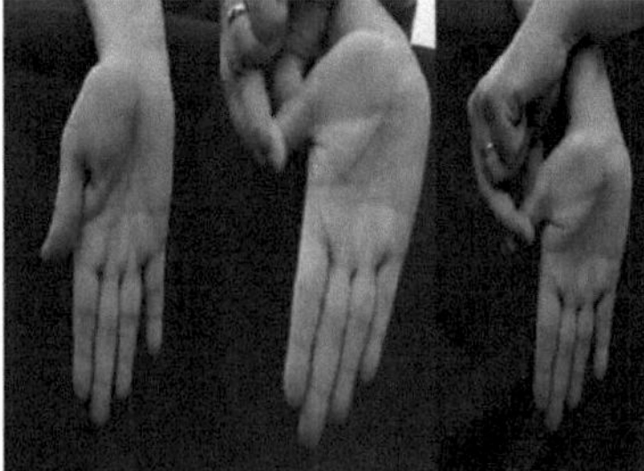

POSIÇÃO DE ORAÇÃO MÓVEL

Comece com as palmas das mãos viradas uma para a outra e mova os cotovelos para cima (mantenha o contacto palma com palma) - até sentir um estiramento nos pulsos. Mantenha o alongamento durante 10 segundos. Agora, aponte os dedos para baixo em direção ao chão, mantendo o contacto palma com palma. Mantenha o alongamento durante 10 segundos. Repita 10 vezes

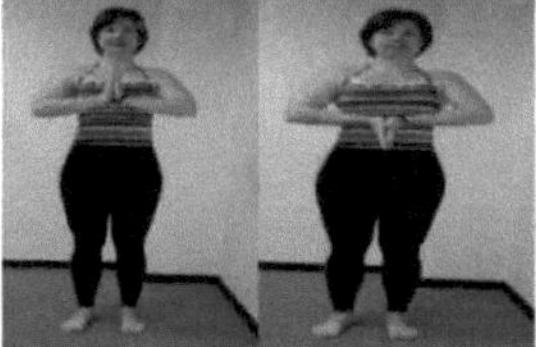

- A acrodisestesia é diferenciada da síndrome do túnel cárpico pela dormência e formigueiro em todos os dedos, e não apenas nos dedos da distribuição do nervo mediano. A acrodisestesia tem sido atribuída à protracção do ombro comum na gravidez e pode ser aliviada com reeducação postural.

Dicas para gerir a síndrome do túnel cárpico relacionada com a gravidez

- Evite, sempre que possível, tarefas repetitivas e de carga com as mãos e os pulsos. Se for inevitável no trabalho, uma cinta pode ajudá-lo. Faça pausas regulares e varie as suas actividades sempre que possível.
- Assegure-se de que a sua secretária está ergonomicamente instalada, com a secretária à altura do cotovelo, para que os seus pulsos fiquem esticados.
- Pense em adquirir um teclado ergonómico e um apoio para os pulsos.
- O exercício regular ajuda a manter os fluidos em movimento e pode ajudar a diminuir a acumulação de fluidos no túnel cárpico.
- Manter a mobilidade da parte superior das costas e da cintura escapular pode ajudar a aumentar a drenagem de fluidos dos braços. O seu terapeuta manual pode ajudá-lo neste aspeto, bem como na natação, no ioga e em alongamentos regulares.
- A aplicação de gelo no pulso pode ajudar a diminuir a inflamação.
- Evite dormir sobre o lado afetado, pois isso pode afetar a drenagem de fluidos desse braço.
- Alongamentos.
- Elevar o pulso. Passe algum tempo todos os dias com a mão apoiada acima da altura do coração para permitir uma boa drenagem dos fluidos.
- Banhos de contraste - alternar entre banhos frios e quentes apenas com as mãos. Começar e terminar com o frio.
- Dormir com as mãos debaixo da almofada pode ajudar a manter o pulso numa posição neutra e a diminuir a pressão sobre o nervo mediano.
- Ter uma dieta pobre em sal pode diminuir a retenção de líquidos.
- Como é que uma cinta do túnel cárpico ajuda na síndrome do túnel cárpico? Uma cinta para o túnel cárpico pode ajudar a reduzir os sintomas da STC, mantendo o pulso numa posição neutra. Esta é uma posição em que a articulação do pulso não está nem flectida nem estendida. Nesta posição, o túnel cárpico está no seu ponto mais largo e, por conseguinte, a compressão do nervo é reduzida.

DOR NO PLEXO BRAQUIAL

- Algumas mulheres queixam-se de dores e parestesias no ombro e no braço. Pensa-se que a causa é a retenção de líquidos e as alterações posturais, mas foi observado um fator familiar que pode estar associado a alguma anomalia, como uma costela cervical.

- **Tratamento-exercícios** - cintura escapular
  - alongamento
  - elevação do braço.

MERALGIA PARAESTÉTICA

- A retenção generalizada de líquidos pode resultar na compressão do nervo cutâneo femoral lateral da coxa, quando este passa por baixo do ligamento inguinal. Os sintomas de meralgia parestésica - parestesia em queimadura na face anterolateral da coxa, juntamente com uma ligeira perda de sensibilidade ao tato ligeiro e à picada de agulha - podem variar de ligeiros a graves. Esta doença pode surgir logo a partir das 25 semanas de gestação

Tratamento - TENS: Fisher & Hanna (1987) colocaram eléctrodos ao longo do trajeto do nervo e concluíram que era muito eficaz, não invasivo, não neurolítico e não comportava riscos para o feto

COMPRESSÃO DO NERVO TIBIAL POSTERIOR

- O edema do tornozelo pode comprimir o nervo tibial posterior quando este passa por trás do maléolo medial. Isto leva a uma parestesia da planta do pé e da parte plantar dos dedos.
- **Tratamento - repouso** com as pernas em elevação
- exercícios para pés e tornozelos
- sacos de gelo

VARIZES NAS PERNAS

A hipotonia das paredes das veias induzida pelas hormonas e o aumento da pressão intra-abdominal, o aumento do volume sanguíneo, juntamente com a presença de válvulas incompetentes, conduzem a varizes inestéticas e muitas vezes incómodas

- É importante prestar atenção à circulação nas pernas, mantendo o fluxo sanguíneo através do funcionamento da bomba muscular. Os conselhos que se seguem são úteis:
- Evitar estar de pé ou sentado durante longos períodos, com as pernas dependentes ou os joelhos cruzados.
- Pode ser efectuada uma dorsiflexão frequente e *vigorosa* do tornozelo e uma flexão plantar (durante pelo menos 30 segundos), embora seja duvidoso que tenha realmente algum efeito.
- A marcha rápida é muito mais vantajosa para promover um retorno venoso eficiente.
- Elevar os pés quando se está sentado ou deitado.
- Podem ser usados collants de apoio, ou meias elásticas de apoio, que devem ser calçados na cama *antes de* se levantar de manhã

EXERCÍCIOS DE BUERGER ALLEN PARA VARIZES

- **PRIMEIRO PASSO - 3 minutos ou menos - Comece** por se deitar de costas com os pés elevados durante 3 minutos OU até as suas pernas ficarem brancas.
- **PASSO DOIS - 3 minutos ou menos** - Agora, sente-se e deixe as pernas penduradas na parte lateral da cama durante 3 minutos OU até a cor mudar para vermelho ou arroxeado
- **PASSO TRÊS - 3 minutos ou menos - Agora** deite-se e bombeie os tornozelos durante 3 minutos
- **O TEMPO TOTAL É DE 9 MINUTOS (NO MÁXIMO) REPITA O CICLO COMPLETO 3 VEZES.**

VARIZES VULVARES

- As suas causas são idênticas às das varizes das pernas, mas felizmente são menos frequentes na região vulvar. São incrivelmente dolorosas e limitadoras.
- **Tratamento - repouso** com o pé da cama levantado
- manter o penso higiénico no local (criando pressão)
- Contrações frequentes dos músculos do pavimento pélvico
- evitar estar de pé durante muito tempo
- evitar a obstipação e, por conseguinte, o "esforço".

HAEMORRHOIDS

- Juntamente com a hipotonia venal, há um relaxamento relativo do músculo liso intestinal, resultando num abrandamento do material fecal através do intestino, consequente aumento da absorção de fluidos e fezes mais duras, levando frequentemente à obstipação.
- O esforço intestinal pode provocar a dilatação das veias no ânus e à sua volta, o que se designa por hemorróidas ou pilhas.
- O aumento do peso do útero e a consequente pressão sobre o intestino e as veias pélvicas podem também ser factores contributivos. As hemorróidas são uma fonte de desconforto frequentemente não mencionada.

Tratamento

- contracções dos músculos do pavimento pélvico para melhorar a circulação perineal e anal
- Um pequeno saco de gelo para aliviar a dor
- Almofada para equalização da pressão
- O ensino de técnicas de defecação pode evitar o agravamento da obstipação
- A utilização de uma almofada de alívio de pressão pode aumentar o conforto em casos graves
- Conselhos dietéticos

CRAMPO MUSCULAR

- Foram sugeridas diferentes teorias sobre a causa - deficiência de cálcio, isquémia e pressão nas raízes nervosas, entre outras. A longo prazo, o aumento da retenção de líquidos e a redução da atividade, sobretudo à noite, podem constituir um fator adicional. Muitas mulheres sofrem de cãibras durante a gravidez. O local mais comum é a barriga da perna, sendo a cãibra frequentemente desencadeada pelos alongamentos na cama e pela flexão plantar do tornozelo. Este problema doloroso também pode ocorrer nos pés e nas coxas.

Tratamento

- alongamentos da barriga da perna para aliviar os espasmos musculares
- a extensão do joelho com dorsiflexão libertará as cãibras na barriga da perna
- massagem - amassamento profundo
- exercícios vigorosos para os pés, para evitar a dor semelhante a um hematoma que se segue frequentemente a um "evento" de cãibra

Uma caminhada rápida antes de dormir, exercícios vigorosos para os pés e um banho quente podem ser profilácticos

TROMBOSE E TROMBOEMBOLISMO

- A trombose não é comum na gravidez, mas é significativa devido à possibilidade de tromboembolismo. O nível elevado de fibrinogénio, juntamente com um abrandamento do fluxo sanguíneo venoso, particularmente nas pernas, à medida que a gravidez avança, predispõe a esta situação. A embolia pulmonar, rara mas potencialmente fatal, pode ser o resultado.
- **Tratamento - utilização** de meias antiembólicas
- Tratamento anticoagulante (por exemplo, heparina) em casos graves
- Fisioterapia que consiste num regime antitrombótico, incluindo exercícios para os pés e pernas e respiração profunda.

CONDROMALÁCIA PATELAR

- Devido ao aumento da laxidez ligamentar, à pélvis ligeiramente mais larga e à torção do fémur, a condromalácia da rótula pode ocasionalmente ser um problema. A mulher queixa-se de dores na parte da frente do joelho, que são exacerbadas por uma posição sentada prolongada ou por actividades de flexão ou extensão do joelho.
- Embora os sintomas possam desaparecer após o nascimento do bebé, é possível que o aumento da flexão do joelho, com a necessidade de se agachar ou ajoelhar
ao pegar em crianças pequenas, pode levar a uma recorrência desta condição problemática meses mais tarde.

Tratamento

- compressas de gelo duas ou três vezes por dia
- uma rotina de fortalecimento do grupo de músculos extensores do joelho
- evitar a posição de agachamento duplo, "descendo" sobre um joelho e mantendo 90° de flexão (e não mais) em ambas as articulações.

DOR NO LIGAMENTO UTERINO

Pensa-se que a "remodelação" sofrida pelos ligamentos esqueléticos e pelo tecido conjuntivo colagénio afecta os ligamentos suspensores uterinos. Estes estão também sujeitos a uma tensão considerável devido ao crescimento rápido do útero. As dores súbitas e agudas do abdómen inferior ou as dores constantes e surdas, frequentemente unilaterais, na fossa ilíaca.

- Tratamento - calor ou frio
- Massajar ou acariciar o local da dor.
- Alongamento à medida e balanço pélvico.
- cinto de suporte ou cinta de maternidade

FATIGUE

- O cansaço tão frequente no primeiro trimestre é geralmente menos percetível no segundo, mas torna-se cada vez mais grave no "termo", à medida que o peso aumenta e a mobilidade se torna mais problemática.
- **Tratamento - aceitação**, por parte da mulher, do seu parceiro e do seu empregador, de que será necessário reduzir a atividade diária "normal
- O descanso diário, à hora do almoço, é *essencial*

- Os fins-de-semana devem ser utilizados de forma sensata; deve resistir-se à tentação de concluir, a qualquer custo, tarefas como a decoração antes do nascimento do bebé.

INSÓNIAS E PESADELOS

- Muitas mulheres sentem perturbações no seu "padrão de sono" à medida que a gravidez avança. Desconforto, idas à casa de banho, cãibras, azia e ansiedade são apenas alguns dos "culpados". Os sonhos vívidos, e por vezes assustadores, são também comuns, especialmente no último trimestre. Todos estes factores afectam o funcionamento durante o dia.
- **Tratamento - conselhos** sobre posicionamento e apoio - almofadas, sacos de feijão, etc.
- A utilização de técnicas de relaxamento
- sugerindo que, em vez de se remexer e virar, a mulher saia da cama, coma algo leve, tome uma bebida *quente*, depois volte e pratique uma técnica de relaxamento numa posição confortável e bem apoiada.

QUEIMA DO CORAÇÃO

- Trata-se de um "incómodo" especial para qualquer mulher que tenha os sintomas. É uma consequência direta do efeito "relaxante" das hormonas da gravidez sobre o músculo liso do esfíncter cardíaco na base do esófago. O refluxo dos sucos ácidos do estômago para o esófago queima a mucosa e este problema é agravado pela pressão ascendente do útero em crescimento

Tratamento

- comer "pouco e frequentemente
- evitar todos os alimentos que aumentam os sintomas
- elevar a cabeceira da cama; almofadas adicionais podem proporcionar alívio noturno
- consultar o médico de família ou a parteira para que lhe sejam prescritos antiácidos adequados.
- As náuseas e os vómitos são talvez os mais incómodos de todos os sintomas do primeiro trimestre, embora não se limitem necessariamente ao período da manhã! O aumento do nível de HCG nesta fase tem sido sugerido como a causa, e é frequentemente mais grave em gravidezes múltiplas.

Tratamento

- acupressão entre o flexor radial do carpo e o palmar longo, no pulso
- as "bandas" de acupressão podem ser eficazes
- TENS- 120 Hz 150m/s no espaço entre o polegar e o indicador do braço direito
- comer gengibre, por exemplo, biscoitos, especialmente antes de serem levedados, e gengibre cristalizado

FREQUÊNCIA URINÁRIA

Durante o primeiro trimestre, quando o útero em crescimento, ainda antevertido, pressiona a bexiga, e novamente no último trimestre, quando a compressão da bexiga entre a parede abdominal e o útero muito aumentado impede que volumes normais de urina sejam confortavelmente contidos, a frequência da micção é um problema comum e muitas vezes incómodo. A noctúria no primeiro trimestre é frequentemente um sinal de gravidez para muitas mulheres que não estão habituadas a ter de esvaziar a bexiga durante a noite. Além disso, o aumento do volume de urina produzido durante a gravidez é parcialmente responsável pela frequência

Como evitar a incontinência durante a gravidez

- Programar as pausas para ir à casa de banho
- Praticar exercícios para o pavimento pélvico
- Cuidado com o aumento de peso. Estudos mostram que as mulheres que pesam mais quando engravidam ou que ganham uma quantidade excessiva de peso durante a gravidez têm maior probabilidade de sofrer de incontinência urinária.
- Educação sobre dieta e nutrição para evitar objectos que possam irritar o intestino ou a bexiga
- Conselhos sobre como alterar os comportamentos que agravam os sintomas
- Técnicas para o ajudar a identificar os músculos certos e aprender a utilizá-los corretamente
- Exercícios para reforçar os músculos pélvicos e anais
- Exercícios para alongar e fortalecer outros músculos importantes
- Biofeedback que lhe mostra como utilizar os seus músculos de forma eficaz
- Estimulação eléctrica para melhorar a consciência e a força dos músculos

AULAS PRÉ-NATAIS/ AULAS PARA MADRUGADORES

Um dos objectivos das aulas pré-natais é a capacitação dos pais, educando os indivíduos para aumentar os seus conhecimentos, permitindo-lhes assim tomar decisões informadas. As aulas pré-natais têm por objetivo ajudar as mulheres grávidas (e os seus parceiros e apoiantes) a adquirir conhecimentos sobre o parto e a parentalidade, que, historicamente, as mulheres adquiriram ao assistirem aos partos, estando envolvidas em redes familiares mais próximas. As aulas pré-natais de "preparação para a parentalidade" devem ser concebidas para satisfazer as necessidades expressas pelos pais e nunca devem ser simplesmente um fórum para os profissionais transmitirem o tipo de informação que pensam que o seu público necessita. A educação pré-natal é mais bem sucedida quando é centrada nos pais, com a contribuição plena de todos os envolvidos. É vital que todos os aspectos deste serviço sejam flexíveis e regularmente revistos e avaliados.

- Os casais devem ser ajudados a verificar e a aumentar os seus conhecimentos sobre as alterações fisiológicas da gravidez, do parto e do puerpério.
- Devem ser-lhes mostradas formas que possam ser úteis para lidar com as alterações físicas da gravidez e os desconfortos associados.
- Devem ser orientados no sentido de uma compreensão realista do trabalho e da criação de um "conjunto de ferramentas" de competências para o enfrentar.
- Os casais devem ser encorajados a considerar a profunda mudança de estilo de vida que a parentalidade acarreta e a maturidade emocional necessária para gerir com sucesso as suas responsabilidades adicionais.
- Devem ser encorajados a falar e a expor os seus receios, a fazer perguntas e a ser ajudados a obter respostas satisfatórias num ambiente aberto.

Alguns centros estão a oferecer sessões imediatamente após a visita inicial de marcação, quando o interesse e a motivação estão frequentemente no seu ponto mais alto. Embora se reconheça que algumas mulheres podem abortar, o apoio que este grupo oferece ultrapassa as desvantagens. As mulheres são encorajadas a trazer os seus parceiros ou outra pessoa da sua escolha. É provável que as aulas sejam partilhadas por fisioterapeutas, parteiras, dietistas, visitadores de saúde, dentistas e, eventualmente, médicos. Podem também ser discutidas as opções de rastreio pré-natal oferecidas no âmbito do Trust em causa. .

DISPOSIÇÕES DE CLASSE

Ao planear novos cursos pré-natais, é imperativo que a equipa explore as necessidades sentidas da clientela potencial; estas variam de área para área e podem flutuar dentro de uma comunidade. Quer sejam urbanas ou rurais, as populações desenvolvem-se e mudam e a composição étnica e socioeconómica pode ser dramaticamente alterada. O fisioterapeuta de saúde da mulher tem de ser flexível na sua abordagem, adaptando as aulas de acordo com as necessidades do grupo: os grupos destinam-se a mulheres primíparas ou multíparas; são casais ou apenas mulheres

Os objectivos dos cuidados pré-natais modernos são:

1. Promover e manter uma saúde materna física e emocional óptima durante toda a gravidez
2. Reconhecer e tratar corretamente as complicações médicas ou obstétricas que ocorrem durante a gravidez
3. Para detetar anomalias fetais o mais cedo possível
4. Preparar e informar ambos os pais sobre a gravidez, o parto, o puerpério e os cuidados subsequentes a prestar ao seu bebé
5. O objetivo primordial é que a gravidez dê origem a uma mãe e a um bebé saudáveis.

Normalmente, o curso pré-natal principal consiste em quatro a seis sessões e começa por volta das 32 semanas de gestação. O número de aulas oferecidas e os profissionais que as facilitam variam muito de acordo com os recursos e as preferências de cada instituição. Infelizmente, a educação dos pais continua a ser uma prioridade baixa em algumas unidades, em parte devido às implicações em termos de recursos e à relutância dos profissionais em dar aulas em horários pouco sociáveis. Este facto pode resultar em cursos mais curtos, com o resultado de serem oferecidas menos aulas, o que leva à exclusão de certos tópicos. Idealmente, os grupos devem ser constituídos por 8-16 pessoas. As sessões de 2-21/2 horas permitem uma grande variedade de métodos de ensino e de aprendizagem, com um intervalo a meio para bebidas e convívio informal. Convém recordar que um dos objectivos das pessoas que frequentam estas aulas é, muitas vezes, fazer novas amizades com outras futuras mães, que podem tornar-se parte de uma rede de apoio vital no período pós-natal.

Nalgumas zonas será possível organizar cursos regulares de seis aulas semanais, enquanto noutras zonas

poderá ser melhor apresentar um programa mais limitado de 4 semanas. As mulheres que estão à espera do primeiro bebé podem gostar de um curso mais longo; as que já têm filhos podem apreciar um programa mais condensado. Embora muitos centros se concentrem tradicionalmente em cursos "só para mulheres", hoje em dia, com o maior envolvimento dos homens na gravidez e na criação dos filhos, é mais frequente inscrever a mulher com o seu parceiro (não se parta do princípio de que todas as pessoas têm um parceiro e são bem-vindas companhias alternativas, como mães, irmãs ou amigas)
Com o crescente interesse pela boa forma física, foram criados grupos específicos de exercício pré-natal, incluindo aulas de aquanatal e Pilates.

Ambiente

As aulas pré-natais são frequentemente realizadas em locais muito inadequados, como "cantos e recantos", caves e "armários" sem janelas. Idealmente, o local de acolhimento dos pais deve ser construído para o efeito, alcatifado, claro e arejado, limpo e com janelas que dêem para um ambiente verde e agradável, pelo menos para o exterior! Deve estar convenientemente localizado para facilitar o transporte e o acesso, incluindo o de pessoas em cadeiras de rodas, e ser suficientemente grande para incluir uma área para socializar, beber chá ou café e ler informações e folhetos. Deve haver espaço para fazer exercício e relaxar, bem como casas de banho, instalações para refrescar e lavar e um amplo espaço de armazenamento nas proximidades. Um ambiente acolhedor pode ser promovido por cortinas, quadros e plantas atraentes. Todo o mobiliário e outros equipamentos, incluindo tapetes, calços, sacos de feijão, cadeiras e almofadas, devem ser escolhidos pela sua durabilidade e tendo em conta princípios ergonómicos e de segurança. É desejável um espelho comprido. Quadros de avisos com notícias de interesse atual, anúncios de artigos para venda e fotografias de bebés "graduados" completam o cenário ideal para o fisioterapeuta de saúde feminina. O esquema que se segue para um curso de educação parental de 6 semanas pretende ser apenas uma orientação e pode obviamente ser modificado e adaptado à localidade. Para efeitos de descrição, parte-se do princípio de que os fisioterapeutas de saúde feminina trabalham em conjunto com as parteiras e os técnicos de saúde; menos frequentemente, podem ser responsáveis por todo o programa, mais frequentemente se trabalharem no sector privado. Parte-se também do princípio de que as mulheres terão frequentado uma ou mais aulas iniciais. Se não for esse o caso, será necessário incluir temas anteriores.

UM CURSO DE 6 SEMANAS

Semana 1: apresentações

A turma e os animadores de turma conhecem-se uns aos outros. Apesar de todas as pessoas presentes terem uma coisa óbvia em comum, são essencialmente um grupo de estranhos uns aos outros. Os 'quebra-gelos' são inestimáveis para diminuir o embaraço e a inibição, permitindo assim que o grupo se integre e interaja.
A primeira sessão é uma oportunidade ideal para abordar problemas e preocupações imediatas, por exemplo, quaisquer questões específicas relativas a dores nas costas, DPS e dores em geral, bem como outras preocupações prioritárias. Incentive os participantes a assumirem a responsabilidade pela sua própria aprendizagem e a identificarem os tópicos que pretendem abordar durante o curso, para que este se mantenha centrado nos pais. A partir daí, é elaborado um plano para cada sessão, proporcionando aulas bem estruturadas que integram a agenda dos pais, o que aumenta a sua autoestima através da valorização das suas opiniões. É necessário um equilíbrio entre a preparação para o parto e para a parentalidade, com tempo reservado para as questões emocionais pós-natais.
Se houver tempo, incluir:

- um programa geral curto e adequado de exercícios para promover o conforto, a mobilidade e a força, incluindo (por exemplo) movimentos dos pés e tornozelos, inclinação pélvica numa variedade de posições, exercícios PFM, pressões na parede, agachamentos (modificados, se necessário), sentar-se "à medida" e correção da postura e cuidados com as costas.
- Quando ir ao hospital (sinais precoces do parto) e o que levar para o hospital.

Semana 2: fases, sinais e duração do trabalho de parto, planos/escolhas de parto

Incluir o seguinte:

- Trabalho
- Primeira fase do parto
- Relaxamento - uma discussão sobre as causas e os efeitos do stress e as estratégias para lidar com ele.

Instrução e prática detalhada e descontraída, utilizando uma variedade de posições, de um método de relaxamento (por exemplo, o método Mitchell). Se as mulheres se sentirem confiantes com a sua utilização no período pré-natal, compreenderão as vantagens de o utilizar no período pós-natal para lidar com todas as tensões e exigências de um novo bebé.

Semana 3: lidar com a primeira fase do trabalho de parto

Incluir:

- Estratégias para lidar com a fase inicial do trabalho de parto (em casa): distracções, incluindo mobilização, leitura, música, televisão, cartas, scrabble; relaxamento, banhos, duches, refeições ligeiras
- TENS
- À medida que a primeira fase avança: posições, consciência da respiração, técnicas de massagem e de visualização

Semana 4: alívio da dor e outras possibilidades

Incluir:

- Alívio médico da dor, incluindo a utilização de Entonox, petidina e epidurais
- Discussão sobre o fim da primeira fase, a transição e a segunda fase do trabalho de parto
- Posições para a segunda fase
- monitorização fetal, episiotomias, partos assistidos, extração por vácuo e fórceps.

Semana 5: outras possibilidades no trabalho de parto e alimentação do bebé

Incluir:

- Terceira fase do parto, a utilização de sintometrina
- Indução do trabalho de parto, parto por cesariana
- A primeira mamada e os cuidados pós-natais da mulher e do bebé no hospital
- Amamentação, benefícios da amamentação para os bebés e as mães; informações práticas sobre o posicionamento, a pega e possíveis obstáculos

Semana 6: a paternidade e o regresso à forma

Incluir:

- Cuidar do novo bebé, um trabalho de 24 horas
- Transição para a parentalidade, adaptação às relações
- Depressão pós-parto
- Exercícios pós-natais

Estratégias de autoajuda pré-natal para um bom ajustamento materno pós-natal

O aconselhamento pode incluir:

1. Tente fazer amizade com casais que tenham filhos pequenos ou que também estejam à espera de bebé.
2. Reduzir as tarefas domésticas e a sua importância.
3. Mantenha os seus interesses externos, mas reduza as suas responsabilidades.
4. Permita-se abrandar à medida que a gravidez avança.
5. Frequentar aulas de educação parental com o seu parceiro.
6. Encarar a licença de maternidade como um período de relaxamento e descanso e não como um período de férias prolongado, com grandes horários e listas de tarefas.
7. Tente não mudar de casa menos de 6 meses antes ou 6 meses depois do parto.
8. Pense em arranjar alguém para tomar conta de si ocasionalmente e talvez para ajudar em casa, se possível.

Capítulo 4

OPÇÕES DE FISIOTERAPIA PARA LIDAR COM A SITUAÇÃO COM TRABALHO

OPÇÕES DE FISIOTERAPIA PARA LIDAR COM O PARTO

Existem 3 fases do trabalho de parto:

- A Primeira Fase começa com o início das contracções e termina quando o colo do útero está completamente dilatado.

Duração: primigesta = 8-12 h, multigesta = 6-8 h

- A Segunda Fase começa depois de o colo do útero ter dilatado completamente e a cabeça do bebé ter descido para o canal de parto. Termina quando o bebé nasce.

Duração: primigesta = 1 -2h, multigesta = ^ h

- A Terceira Fase envolve a expulsão da placenta do corpo

Duração: até 30 minutos, mas a duração média da terceira fase do trabalho de parto é de 10 minutos.

ALTERAÇÕES FÍSICAS E FISIOLÓGICAS

PRÉ-PARTO - As enzimas libertadas a partir das 36 semanas de gestação afectam o colagénio do colo do útero, provocando o amolecimento do colo do útero antes do parto. Este esvaziamento ou retração do colo do útero ocorre nas últimas 2 ou 3 semanas de gravidez. A posição do feto no início do trabalho de parto é importante porque tem um impacto crucial na mecânica do trabalho de parto A posição do feto no início do trabalho de parto é importante porque tem um impacto crucial na mecânica do trabalho de parto O feto apresenta-se de cabeça para baixo em direção ao colo do útero (apresentação cefálica). Na maioria dos casos, o feto encontra-se com as costas e o occipital à esquerda da mãe, o que é descrito como occipitolateral esquerdo (OE). Se a coluna vertebral estiver um pouco mais anterior, é o que se designa por occipitoanterior esquerdo (LOA). Quando o occipital e a coluna vertebral do feto estão alinhados com a coluna vertebral da mãe, este facto é conhecido como occipitoposterior esquerdo (LOP). Em alternativa, se o feto estiver deitado para a direita, utilizam-se os termos ROL, ROA e ROP. Do mesmo modo, o grau de flexão ou de extensão da cabeça do feto, que é reconhecido pela posição das fontanelas no exame vaginal, afectará a evolução do trabalho de parto.

AS FASES DO TRABALHO DE PARTO

Primeira fase - Diz-se que a primeira fase do trabalho de parto está estabelecida quando há contracções dolorosas regulares com descida efectiva do feto e dilatação do colo do útero. Uma mulher multípara pode ter uma dilatação do colo do útero de 3 cm sem estar em trabalho de parto, enquanto uma mulher primípara pode estar em trabalho de parto estabelecido com uma dilatação cervical menor. Quando as contracções regulares do músculo uterino se estabelecem, tornam-se progressivamente mais longas, mais fortes e mais próximas umas das outras. Para a maioria das mulheres, estas contracções são dolorosas e muitas necessitam de alguma forma de analgesia. No interior do útero, as contracções uterinas exercem uma pressão intermitente para cima no segmento inferior do útero e no colo do útero, ao mesmo tempo que exercem uma pressão para baixo sobre o feto. Esta combinação abre o colo do útero, empurrando o feto contra e através dele. Foi comparado a puxar uma camisola de gola alta sobre a cabeça. Além disso, a cavidade uterina torna-se progressivamente mais pequena. A primeira fase é quase sempre a mais longa. Diz-se que está concluída quando o colo do útero atinge a dilatação total - cerca de 10 cm de diâmetro, consoante o tamanho da cabeça do feto - para permitir a passagem da cabeça do feto para a vagina.

Segunda etapa Verifica-se frequentemente uma alteração notável no ritmo das contracções; podem tornar-se mais espaçadas e até um pouco mais curtas, embora continuem a ser intensas. Esta ação contínua do músculo uterino reduz ainda mais o tamanho do útero e expulsa o feto para a vagina. O diafragma e os músculos abdominais são postos em ação para ajudar a empurrar o feto para fora. O pavimento pélvico distende-se sob a pressão, os músculos puborrectais e pubococcígeos são separados e empurrados para o lado e para fora, e os tecidos moles do períneo estendem-se para formar um canal, que se estende para a frente a partir do cóccix. Este canal projecta-se e orienta-se para a frente. O períneo demora algum tempo a esticar-se o suficiente para permitir a passagem do feto e a realização de uma episiotomia pode acelerar o parto. A segunda fase é normalmente muito mais curta do que a primeira, terminando com o nascimento do bebé.

Terceira fase A terceira fase é a expulsão da placenta depois de esta se ter descolado da parede uterina. É normalmente a fase mais curta.

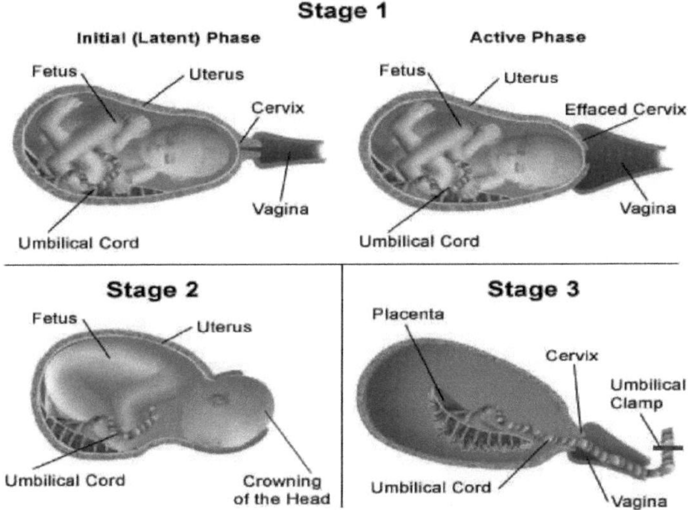

SINAIS DE QUE O INÍCIO DO TRABALHO DE PARTO PODE ESTAR IMINENTE-

No final da gravidez, a *"mostra"* mucoide - muitas vezes manchada de sangue - é passada per vaginam pelo canal cervical, o que pode ser considerado um sinal de que o parto está iminente. O objetivo deste tampão mucoso durante a gravidez é atuar como barreira contra as infecções que se deslocam para cima. O amadurecimento do colo do útero e o aumento da atividade dos músculos uterinos levam à sua libertação, mais cedo ou mais tarde.

Rutura das membranas" ou "rebentamento das águas". Trata-se de uma rutura do saco amniótico que resulta numa perda súbita ou gradual de líquido amniótico. Pode ser difícil para uma mulher distinguir entre uma perda gradual e ligeira de líquido amniótico e uma perda de urina devido a incontinência de esforço ou de urgência.

Contracções. As contracções de Braxton Hicks aumentam em frequência e força à medida que a gravidez avança, tornando-se eventualmente regulares e com uma duração de 20-30 segundos em intervalos de 20-30 minutos, como um prenúncio das contracções uterinas do trabalho de parto estabelecido. Diz-se que o trabalho de parto está estabelecido quando a contração do músculo uterino do fundo do útero e do corpo se torna cada vez mais evidente e se estabelece num padrão regular, contínuo, cada vez mais intenso e doloroso.

A DOR DO PARTO

Causas da dor de parto - Pensa-se que a principal causa de dor durante a primeira fase do trabalho de parto está diretamente associada à dilatação do colo do útero e à distensão do segmento uterino inferior à volta das partes fetais que se apresentam na descida. Outras causas sugeridas para a dor na primeira fase do trabalho de parto incluem isquémia do miométrio e do colo do útero, pressão sobre as terminações nervosas sensoriais do corpo e do fundo do útero, alterações inflamatórias nos músculos uterinos e contração reflexa do colo do útero e do segmento uterino inferior devido ao ciclo "medo-tensão-dor", À medida que o trabalho de parto progride e a intensidade e frequência das contracções aumentam, as zonas de dor aumentam e tornam-se mais difusas No final da primeira fase do trabalho de parto, algumas mulheres sentem dores, ardor e cãibras nas coxas. Isto deve-se ao estiramento e à pressão sobre as estruturas sensíveis à dor (ligamentos e fáscias uterinos e pélvicos, bexiga, uretra e reto) e à pressão sobre as raízes nervosas lombares e sacrais. Quando o colo do útero está completamente dilatado, a natureza e a distribuição da dor alteram-se.

Na segunda fase e durante o parto, a dor é sentida principalmente nos tecidos moles da região perineal (S2-S4), que se esticam, distendem e até rasgam; além disso, pode haver dor quando a saída pélvica é empurrada pelo feto, afectando a sínfise púbica, as articulações sacroilíacas e sacrococcígeas.

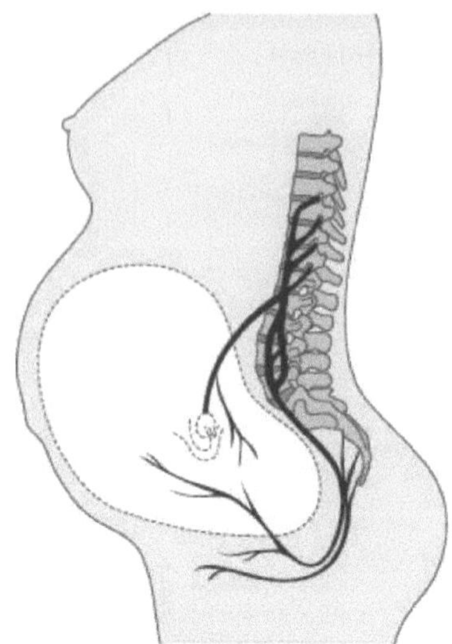

O EFEITO DO PARTO NA FISIOLOGIA MATERNA E FETAL

Tanto a mãe como o feto sofrem um ligeiro stress, mesmo durante um parto perfeitamente normal e simples, e os níveis de catecolaminas, adrenalina (epinefrina) e noradrenalina (norepinefrina) aumentam, produzindo a conhecida resposta de "luta ou fuga". Tanto na mãe como no feto, isto resulta no desvio de sangue para órgãos vitais como o coração e os pulmões, tornando assim mais oxigénio disponível, e na mobilização de reservas de energia.

O feto - o stress particular da segunda etapa e do parto sobre o feto resulta num aumento das catecolaminas, predominantemente noradrenalina (norepinefrina), que facilita a respiração normal e ajuda o bebé a manter o calor do corpo e a sobreviver às adversidades - particularmente a condições de baixo oxigénio - nas primeiras horas de vida independente. A compressão do tórax do feto, tanto na primeira como na segunda fase, espreme o líquido que normalmente enche os pulmões, mas a absorção do líquido pulmonar remanescente e a libertação de surfactante suficiente parecem depender de um aumento das catecolaminas plasmáticas imediatamente após o nascimento, para evitar que o recém-nascido se afogue.

A mãe -

Sistema cardiovascular Em resposta à contração da grande musculatura uterina, há um pequeno aumento progressivo da frequência cardíaca, que é acelerado pela ansiedade, dor e desidratação, e o débito cardíaco aumenta. A pressão arterial também pode aumentar ligeiramente na primeira fase, mas mais especificamente na segunda fase, quando tende a subir com o impulso expulsivo e depois a descer entre as contracções. Esta última situação é agravada por uma retenção prolongada da respiração com o apoio (manobra de Valsalva), que aumenta a pressão intratorácica e intra-abdominal, comprimindo as veias e impedindo o retorno do sangue ao coração. O resultado é uma diminuição do débito cardíaco e, por conseguinte, da pressão arterial.

Sistema respiratório - A hiperventilação ligeira da gravidez torna-se mais visível durante o trabalho de parto, quando, durante as contracções fortes da primeira fase do músculo uterino, tanto a frequência como a profundidade respiratórias aumentam em resposta ao aumento das necessidades de oxigénio. Uma certa diminuição da tensão arterial *de PCO2* parece ser normal, mas em casos graves de respiração excessiva, a mulher sente dormência e formigueiro nos lábios e nas extremidades devido ao facto de o sangue se tornar relativamente alcalino, levando à ionização do cálcio, o que afecta a condutividade nervosa.

A alcalose materna faz com que o oxigénio se ligue mais fortemente à hemoglobina e, consequentemente, seja libertado com menos facilidade. Ocasionalmente, isto significa que, na placenta, a circulação fetal pode não obter tanto oxigénio como normalmente obteria, e isto pode ser agravado pelo facto de a hiperventilação materna aguda poder causar vasoconstrição uterina e reduzir o fluxo sanguíneo placentário. A insuficiência de oxigénio para o feto pode forçá-lo a metabolizar anaerobicamente, o que pode resultar em acidose e sofrimento fetal

Sistema gastrointestinal Há uma redução do peristaltismo e da absorção e, no final da primeira fase, podem ocorrer náuseas e vómitos. A sabedoria de comer e beber durante o trabalho de parto é um assunto controverso. Os que são contra esta prática referem o risco de comer e beber, seguido da necessidade de anestesia geral, provocar a aspiração do conteúdo gástrico, o que é conhecido como síndroma de Mendelson. O suco gástrico ácido é altamente irritante e, se inalado, causa broncoespasmo, dispneia, cianose e edema pulmonar

Temperatura A forte atividade muscular resulta na produção de calor; pode haver um ligeiro aumento da temperatura e as mulheres sentem calor e transpiram. No entanto, a redistribuição do sangue faz com que os pés fiquem frequentemente muito frios. A parteira controla a temperatura durante o trabalho de parto, pois uma temperatura elevada
pode também indicar infeção ou cetose; em caso de suspeita de uma destas situações, devem ser tomadas medidas adequadas.

O efeito do trabalho de parto no pavimento pélvico e no períneo - À medida que a cabeça do feto desce, segue a curva do sacro e do cóccix até chegar ao pavimento pélvico. Exerce uma pressão que dilata a vagina, estica o períneo, separa e desloca os músculos elevadores do ânus para os lados e para baixo. O intestino é comprimido e a uretra é esticada, uma vez que a bexiga é puxada para cima, acima da sínfise púbica, devido à sua ligação ao colo do útero e ao útero. Isto cria mais espaço na pélvis. O estiramento, o alongamento e o consequente adelgaçamento da parte posterior do pavimento pélvico e do períneo, à frente do feto, formam o canal de parto e permitem que a abertura vaginal seja virada e direcionada mais anteriormente. Os fisioterapeutas devem ter em atenção que é este estiramento, arqueamento e adelgaçamento do pavimento pélvico, particularmente quando agravado pela utilização de instrumentos necessários para assistência (por exemplo, fórceps), que se pensa ser uma causa de lesão do nervo pudendo. Esta lesão está comprovadamente associada à incontinência fecal e urinária pós-parto.

Pode também provocar lesões vasculares que resultam em hematomas ou hematomas e edemas mais gerais. A fáscia pode ser esticada em excesso e as fibras musculares rasgadas. O estiramento e o adelgaçamento demoram algum tempo na segunda fase do trabalho de parto e podem resultar numa rutura da abertura vaginal. Anteriormente, acreditava-se que se devia usar o discernimento para determinar, em primeiro lugar, se o bem-estar fetal e materno seria melhor se se aguardasse que o estiramento natural ocorresse ou se se acelerasse o processo de parto com uma episiotomia e, em segundo lugar, se a episiotomia era necessária para evitar uma laceração incontrolável, que poderia envolver o esfíncter anal. No entanto, existem atualmente provas de que a utilização de uma episiotomia para evitar lacerações não resulta em menos trauma, não melhora a cicatrização nem diminui a incontinência e a dispareunia

A duração do trabalho-

Cada trabalho de parto é individual, mesmo na mesma mulher, e há grandes variações na duração, particularmente entre primigestas e multigestas. As estatísticas parecem indicar que as práticas obstétricas modernas, em particular a indução, a aceleração, a sedação, a deambulação e o maior recurso à cesariana, fizeram com que os trabalhos de parto sejam, em média, mais curtos do que antigamente. Em muitos centros, é política geral tentar assegurar que 24 horas seja o limite externo para um trabalho de parto, sendo considerado mais do que suficiente para todas as partes envolvidas. Um trabalho de parto prolongado pode causar angústia materna, com um aumento da temperatura, do pulso e da pressão sanguínea; a desidratação, a oligúria e a cetose também se desenvolvem, talvez acompanhadas de vómitos.

Outras possibilidades citadas pelo autor são a infeção intra-uterina, o risco de rutura do útero em caso de desproporção cefalopélvica não detectada, a intervenção cirúrgica, a anestesia e a hemorragia pós-parto. Há ainda a possibilidade de hipóxia intra-uterina do bebé, com todos os problemas que daí podem advir.

COMPLICAÇÕES DO TRABALHO-

- INCAPACIDADE DE PROGREDIR
- SOFRIMENTO FETAL
- ANGÚSTIA MATERNA
- MÁ APRESENTAÇÃO
- APRESENTAÇÃO PÉLVICA
- MALPOSIÇÃO (Posição occipitoposterior, Prolapso ou apresentação do cordão umbilical,)
- NÓS DO CORDÃO UMBILICAL,
- ACTIVIDADE UTERINA INCOORDENADA
- HAEMORRHAGE
- PÉLVIS CONTRAÍDA E DESPROPORÇÃO CEFALOPÉLVICA
- DESCOLAMENTO DA PLACENTA
- NASCIMENTOS MÚLTIPLOS
- TRAUMA PERINEAL (lacerações labiais, hematoma, lacerações perineais)
- RETENÇÃO DA PLACENTA E PLACENTA ACRETA

Episiotomia

A episiotomia envolve uma incisão no períneo equivalente a uma laceração de segundo grau. O períneo deve ser infiltrado com uma solução de lidocaína (0,5 ou 1%) antes da episiotomia. A incisão para alargar a abertura vaginal pode ser mediolateral ou mediana. Deve ser utilizado um antiestésico local, embora se diga que um períneo bem distendido tem pouca sensibilidade. O objetivo é geralmente acelerar o parto ou evitar o estiramento excessivo ou a rutura dos tecidos circundantes.

A episiotomia utilizada em conjunto com a extração por fórceps ou por vácuo permite um maior espaço para a introdução dos instrumentos na vagina. A incisão é suturada após a conclusão do parto. A possibilidade de uma episiotomia deve ser discutida com a mulher durante a elaboração do seu plano de parto com a parteira. Se, na altura do parto, for considerada necessária uma episiotomia, independentemente da sua decisão anterior, deve ser explicada a razão da episiotomia e obtido o consentimento informado antes do procedimento.

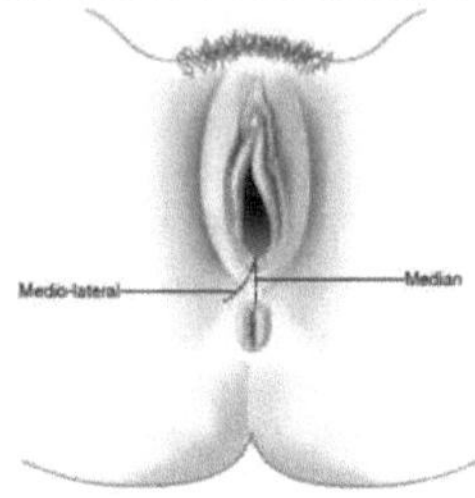

Papel do fisioterapeuta durante o parto

- Educação
- Relaxamento
- Técnicas de respiração
- Posicionamento
- Alívio da dor
- Massagem
- Outras estratégias de sobrevivência (hipnose, banho de água quente, acupunctura)

EDUCAÇÃO-Os conteúdos **educativos** devem incluir:

- Uma introdução ao conjunto de trabalho
- Uma introdução ao alívio da dor disponível
- Fisiologia do parto
- competências para lidar com a situação
- Relaxamento
- consciência respiratória
- Posições no mercado de trabalho

RELAXAMENTO

- Respiração - Essencial para a maioria dos métodos de relaxamento; ensinada em simultâneo
- Fisiológico - Método Laura Mitchell (1963), jacobsons
- Toque/massagem - Kitzinger (1987)
- Dissociação e desbloqueio -Noble (1996)

  O relaxamento passivo praticado durante a gravidez é substituído por um estado de relaxamento alerta mas "sem esforço" durante o parto [dissociação selectiva] (libertação do excesso de tensão)
- Imagens
- Banho de água quente

O relaxamento é uma atividade ativa e intencional na qual se liberta conscientemente a tensão. O relaxamento dos músculos ajuda a reduzir a tensão física e a dor. Também proporciona uma sensação de bem-estar emocional que reduz a ansiedade e, por sua vez, reduz a sua sensibilidade à dor.

Benefícios para a mãe

- Durante a gravidez - o relaxamento ajuda-a a lidar com o desconforto físico, psicológico e emocional da gravidez.

- Durante o trabalho de parto - permite que o corpo funcione eficientemente com o mínimo de esforço, a energia é conservada e a resistência à dor é aumentada. Duas razões para ensinar o relaxamento a utilizar durante o trabalho de parto

1. Para evitar que a mãe fique demasiado cansada, provocando assim uma "fadiga" nervosa
2. Para ajudar a mãe a controlar os seus pensamentos e sentimentos ou emoções

- Jacobson utilizou uma abordagem de libertação de tensão que ativa tanto os antagonistas como os agonistas de forma máxima. Esta abordagem é frequentemente utilizada quando o repouso é prescrito, sendo que a contração máxima obtém a libertação máxima. As preocupações relativamente à utilização desta abordagem durante o trabalho de parto podem ser:
  - O início da cãibra
  - Riscos da hiperventilação
  - É conhecido por induzir ansiedade/perigo
  - Pode agravar as dores, nomeadamente as dores de costas.
- O método Mitchell - O método Mitchell ativa apenas os antagonistas, e de forma moderada; por conseguinte, não há as mesmas preocupações que o método Jacobson se for utilizado durante o trabalho de parto. Os movimentos, uma vez aprendidos, são executados de forma a que as zonas "desencadeadoras" sejam colocadas em posições de facilidade e conforto numa questão de segundos.
- Dissociação e desbloqueio - Noble afirma que o relaxamento é mais do que repouso ou quietude; envolve o reconhecimento e a libertação do excesso de tensão - seja qual for a causa. O relaxamento passivo praticado durante a gravidez deve ser substituído por um estado de relaxamento alerta, mas "sem esforço", durante o trabalho de parto. Ela descreve uma sequência de "dissociação" - relaxamento seletivo que desenvolve a capacidade do corpo para manter um estado de libertação geral quando uma parte do corpo (o útero) está a trabalhar intensamente. "Desbloquear" o sistema muscular e respirar livremente pode ser uma libertação feliz quando a tensão se desenvolve.
- Relaxamento do toque - Kitzinger discute o conceito de "relaxamento do toque", em que a mulher relaxa com o toque do seu parceiro. No entanto, muitas mulheres não suportam ser tocadas durante as contracções do trabalho de parto, o toque também pode aumentar a tensão se for aplicado de forma inadequada ou, se a pessoa que o administra estiver tensa, isso pode ser transmitido à mulher.
  - Qualquer que seja a abordagem escolhida para ser utilizada durante o trabalho de parto, é essencial que ela "se adapte" às necessidades da mulher. Não é vantajoso induzir o sono quando é necessário que a mulher esteja alerta e se prepare para a segunda fase, mas o sono pode conservar a energia se houver um atraso na progressão.

AVALIAÇÃO - No que diz respeito ao fisioterapeuta, deve ser efectuada uma avaliação da adequação da abordagem utilizada para que esta seja vantajosa para a mulher.

- TÉCNICAS DE ENSINO - Ao ensinar técnicas de relaxamento, considere o seguinte:
- *capacitação* - por escolha de abordagem; redução da tensão, facilidade e conforto, enfrentando o stress e a dor do parto
- *compreensão* - razões subjacentes à abordagem, os princípios básicos e os seus efeitos
- *Atenção* - efeitos contraditórios resultantes da utilização de uma combinação de técnicas.
- *O "todo"* - combinação de diferentes estratégias de enfrentamento, (posicionamento, respiração, massagem, etc.); o relaxamento por si só não é geralmente suficiente para lidar com a intensidade da "onda".
- *flexibilidade* - local, posicionamento, ruído, almofadas e cobertores para maior conforto
- *prática* - para permitir a aprendizagem,
- *motivação* - "gera" sucesso; feedback - encorajamento, elogio
- *confiança* - fisioterapeuta e futura mãe; a liberdade de mudar de posição se não se sentir à vontade
- *a longo prazo* - uma vez adquirida, uma competência para a "vida
- *Segurança* - a "reação emocional"; a recuperação deve ser lenta e gradual; inalar, esticar. O regresso à posição de pé deve ser faseado: deitado, deitado de lado, ajoelhado em decúbito ventral, ajoelhado (com apoio), de pé. Deve haver um debate sobre a "experiência".

TÉCNICAS DE RESPIRAÇÃO

Benefícios/finalidade das técnicas de respiração

- Fornece oxigénio à mãe, ao bebé e ao útero que trabalha arduamente. Músculos bem oxigenados funcionam de forma mais eficaz e eficiente.

- Reduz a dor.
- Relaxamento - A respiração rítmica promove o relaxamento físico, reduzindo a tensão muscular, e promove o relaxamento emocional, reduzindo a ansiedade.
- Distração - ajudando a mãe a concentrar-se e a concentrar-se na respiração em vez das contracções
- Durante o trabalho de parto, há um aumento considerável das necessidades de oxigénio. É necessária mais ventilação alveolar, o que leva à hiperventilação. Devido à hiperventilação, o nível de dióxido de carbono diminui.
- Isto causa alcalose respiratória, levando à diminuição da ionização do cálcio, o que pode afetar a condutividade nervosa.

A respiração é controlada principalmente pelos níveis de dióxido de carbono através do tronco cerebral. Os aumentos dos níveis de dióxido de carbono não são tolerados e são seguidos de *hiperventilação* para eliminar o excesso e restabelecer os níveis normais. No entanto, *a hipocapnia* (um nível baixo de dióxido de carbono) é tolerada e resulta da hiperventilação voluntária ou involuntária. Os aumentos dos níveis de oxigénio são tolerados, mas não as descidas. O dióxido de carbono é ácido; níveis baixos causam alcalose respiratória (aumento do pH), levando a uma diminuição da ionização do cálcio, que pode afetar a condutividade nervosa Os sintomas da hiperventilação podem ser aliviados e a situação revertida se a mãe respirar para as mãos em concha ou para um saco de papel, substituindo assim o dióxido de carbono. Teoricamente, a hiperventilação materna pode afetar o *feto* de duas formas:

1. Níveis baixos de dióxido de carbono materno levam à redução do fluxo sanguíneo uterino (causada pela diminuição da pressão arterial e pela vasoconstrição uterina).
2. A hemoglobina "agarra-se" ao oxigénio quando o sangue está alcalino, o que reduz a quantidade de oxigénio disponível para o feto na placenta.

No entanto, não foi demonstrado que a hiperventilação, que provavelmente ocorre fisiologicamente em todas as mulheres em trabalho de parto, afecte realmente o feto normal e não comprometido. A apneia materna (por vezes prolongada) segue-se a períodos de hiperventilação. É esta que pode eventualmente afetar o feto. Quando o nível de dióxido de carbono desce, o nível de oxigénio sobe; nenhum destes estados estimula o cérebro a continuar a respiração. Até que o nível de dióxido de carbono suba novamente, a mensagem "respire" não será transmitida - é este episódio de apneia que pode aumentar o sofrimento do feto comprometido

Efeitos da hiperventilação

- As tonturas ocorrem devido a hipoxia cerebral devido à constrição dos vasos cerebrais e à redução da pressão arterial
- Parestesia, espasmo muscular, dormência e formigueiro nos lábios e extremidades ocorrem devido à alteração do cálcio ionizado causada pela alcalose, que afecta a condução nervosa.
- A palidez, a sudação e a ansiedade ocorrem devido à anoxia cerebral.

Por conseguinte, é aconselhável que as mulheres sejam encorajadas a tentar regressar ao seu nível "normal" de respiração, a fim de restabelecer o "equilíbrio". Falar terá um efeito semelhante.

Com cada técnica de respiração...

- Respire fundo no início e no fim da técnica.
- Libertar toda a tensão muscular. Derreta-se na sua posição.
- Ter pensamentos e/ou visualizações positivas, pacíficas, calmantes e fortalecedoras.
- Concentre-se em libertar a tensão física e emocional em cada expiração.
- Se quiser, utilize o movimento - andar, balançar, balançar, saltar.
- Se quiser, faça ruídos baixos - entoe cânticos, cante ou gema ao expirar.
  Respiração purificadora (Respiração organizadora)
- O objetivo - Dar um impulso de oxigénio, concentrar-se na técnica de respiração, promover o relaxamento físico/emocional e atuar como um sinal para o seu terapeuta de que a sua contração está a começar/acabar.
- Quando - Utilize esta técnica no início de uma contração, antes de iniciar um padrão de respiração e no final de uma contração, após o seu padrão de respiração.
- Como - Inspire profundamente, enchendo os pulmões o mais possível, e solte/expire com um bocejo.

RESPIRAÇÃO E CONTRAÇÕES - Existem três fases:

- *- fase preparatória* - o tempo entre as contracções, o início de uma nova contração e o aumento gradual
- *- fase de ação* - o aumento da força e da intensidade, atingindo um "pico

- *- fase de recuperação* - recuar do pico e recuperar-se para se preparar de novo para o próximo.

Técnicas de ensino Uma abordagem pedagógica útil é:

- Pergunte às mulheres quantas vezes acham que expiram em 1 minuto - as respostas podem variar muito.
- Peça-lhes para contarem cada respiração exterior efectuada durante um minuto cronometrado - mais uma vez, as respostas irão variar muito.

Isto irá tranquilizá-los em relação ao intervalo "normal".

- Peça-lhes que reparem no que acontece quando respiram em repouso - sente-se o ar frio a entrar pelas narinas e o ar quente a sair.
- Peça-lhes que se concentrem no seu próprio padrão individual de respiração: uma inspiração - uma pausa momentânea na maré - uma expiração - e depois um descanso entre as respirações.
- Peça-lhes que sintam o movimento que ocorre enquanto respiram; apoiando ligeiramente os dedos nos seus "bebés", conseguem sentir a subida e a descida do abdómen? Explique-lhes que a respiração lenta, "baixa" ou "profunda" e calma do "abdómen" tem um efeito calmante e libertador de tensão em momentos de stress.
- Diga aos alunos para levarem as mãos para a parte inferior da caixa torácica e pergunte-lhes o que acontece aqui quando respiram.

Refira que o nosso corpo recebe mais oxigénio quando a nossa respiração é lenta e profunda, em vez de rápida e superficial, e que isso será melhor para os seus bebés durante o parto. Uma vez dominada a respiração lenta, calma e fácil, esta pode ser incorporada na prática de relaxamento. Explique como a expiração pode aumentar a profundidade do relaxamento e aliviar a tensão. Quando as pessoas estão sob stress, para além de adoptarem a postura de "tensão", em maior ou menor grau, contraem ou puxam os músculos abdominais.

- Conseguem sentir o alívio e a libertação obtidos ao permitir que a parede abdominal inche e caia para trás?
- Peça-lhes que pratiquem uma respiração calma e fácil quando se descontraem em casa e em situações de stress.

Primeira fase

A respiração profunda, lenta e fácil - com uma pausa entre a expiração e a inspiração - pode ser tudo o que algumas mulheres utilizam na primeira fase. A maioria, no entanto, não conseguirá manter essa respiração e será necessária uma modificação. As mulheres não treinadas podem suster a respiração ou hiperventilar incontrolavelmente quando as contracções se tornam progressivamente mais fortes e mais dolorosas. A resposta respiratória ao exercício e ao esforço consiste em acelerar a respiração.

- Isto pode ser apresentado como uma respiração suave de "pena" ou de "vela". Podem imaginar que têm uma pena de avestruz ou uma vela à frente do rosto e que estão a inspirar e a expirar muito suavemente, de modo a que a pena ou a chama da vela quase não se movam na expiração.
- Cada contração começa com a respiração exterior, relaxante e acolhedora e continua com uma respiração lenta, profunda e calma; deve haver uma "pausa" momentânea entre a respiração exterior e a interior e a respiração deve ser tão lenta e profunda quanto for confortável

Técnicas de respiração para a primeira fase do trabalho de parto

Respiração lenta (Respiração relaxada do peito, respiração abdominal)

Comece por fazer uma respiração de limpeza. Inspire lenta e confortavelmente. Expire lenta e confortavelmente pela boca com os lábios ligeiramente franzidos. Esta respiração é muito confortável, relaxada e semelhante à respiração que faz quando está a dormir. Termine a sua técnica de respiração com uma respiração de limpeza.

Respiração ligeira (Respiração Hee Hee)

Comece por fazer uma respiração de limpeza. Comece por respirar lentamente e, à medida que a contração se intensifica, a sua respiração torna-se mais rápida e superficial. Deixe que a sua contração guie o ritmo da sua respiração. Fazer barulho durante a expiração ajuda a aliviar a tensão e a concentrar-se mais. Se optar por fazer barulho, faça-o num tom baixo, como "heeee" ou "hooo". Quando a contração diminuir, volte a respirar de acordo com a técnica de respiração lenta. Termine a sua técnica de respiração com uma respiração de limpeza.

Respiração padronizada (Respiração Hee-Blow, Respiração Lamaze)

Comece por fazer uma respiração de limpeza. Inspire de forma rápida e superficial. Durante três expirações, faça um ruído rápido de "hee", uma expiração faça um ruído lento de "hoo". Repita três "hees" rápidos e superficiais e um "hoo" mais lento até que a contração diminua. Termine a sua técnica de respiração com uma respiração de limpeza

Respiração Variável (Respiração Transitória, Rotina de Assumir o Comando)

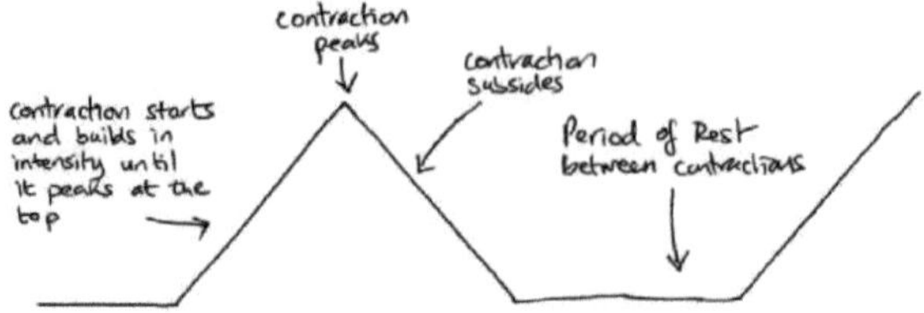

- Comece por fazer uma respiração de limpeza. Isto é como a respiração padronizada, exceto que varia entre uma a quatro exalações "hee" e uma exalação "hoo". Para a rotina "take charge", o terapeuta diz-lhe quantas respirações "hee" deve fazer por cada "hoo", levantando um dedo para uma respiração "hee" e o punho para uma respiração "hoo". Termine a sua técnica de respiração com uma respiração de limpeza.
- Pode ser útil pensar em termos de cada contração como uma montanha - à medida que a contração aumenta de intensidade, está a subir por um lado da montanha, quando a contração atinge o pico está no topo da montanha e quando a contração desaparece está a descer pelo outro lado da montanha.
- À medida que sente cada contração a chegar e a aumentar de intensidade, tente manter a consciência da sua respiração. Não pare de respirar e não hiperventile. A sua respiração tornar-se-á mais rápida e superficial à medida que a contração se torna mais dolorosa e se aproxima do pico, mas mantenha-se assim, inspirando e expirando. Saiba que a contração vai atingir o pico e terminar. Faça uma contração de cada vez, pois uma vez que uma contração passa, passa para sempre e está um passo mais perto de conhecer o seu bebé.

Assim que se aperceber que a contração atingiu o seu pico e que a dor está a desaparecer, relaxe, solte e deixe ir. Concentre a sua atenção na expiração - respirações longas e firmes, suspirando, à medida que desce para o outro lado da contração. Abrande. Siga a expiração até ao colo do útero e ao pavimento pélvico

Segunda fase

O tempo durante o qual a mulher está ativamente a "fazer força" deve ser monitorizado e o fisioterapeuta deve conhecer os procedimentos locais relativos a esta fase, de modo a poder comunicá-los com precisão às mulheres que está a preparar. O "fazer força" prolongado tem os seguintes efeitos fisiológicos

1. Inicialmente, verifica-se uma grande subida da tensão arterial.
2. A compressão venosa no tórax e no abdómen aumenta a pressão intratorácica e intra-abdominal, reduzindo assim o fluxo sanguíneo para o coração.
3. Segue-se uma diminuição do débito cardíaco e da pressão arterial.
4. A tontura ocorre, a manobra de Valsalva é liberada e o débito cardíaco volta ao normal.
5. O fluxo sanguíneo placentário é reduzido, o que pode refletir-se em desacelerações do coração do feto.

RESPIRAÇÃO E "PUXAR" - A consciencialização da respiração pode ser utilizada para facilitar o empurrar. A mulher pode ser treinada para inspirar e depois expirar lentamente durante o esforço (por exemplo, durante a defecação), de modo a que se torne instintivo "expirar" enquanto faz força e manter a força ao mesmo tempo que inspira. Cada inspiração deve durar cerca de 5 a 10 segundos, e cada contração pode exigir três a quatro expirações. A inspiração profunda fornece à mãe e ao feto uma boa quantidade de oxigénio. A expiração durante o esforço funciona da melhor forma possível com a contração muscular do útero. É absolutamente essencial que o impulso seja "sentido" através do períneo.

RESPIRAR E EMPURRAR

- Pedir à mãe para colocar o dedo indicador sobre o epigástrio, inspirar e sentir a expansão nesta zona.
- fixar as costelas e aumentar a pressão intratorácica,

Com a inspiração, o diafragma actua como um pistão dirigido para baixo em direção ao fundo do olho.

- Coloque a outra mão na cintura, sinta-a expandir-se para os lados e aperceba-se do abaulamento para a frente do músculo abdominal inferior e do relaxamento do pavimento pélvico. "abrir a porta para o nascimento do bebé"
- O relaxamento dos maxilares deve ser explicado ao doente.
- A direção do impulso é para baixo, sob o osso púbico.
- Manter a respiração durante apenas 6-7 segundos. Para minimizar qualquer efeito adverso no feto

devido a uma manobra de empurrar prolongada.

- Podem ser necessários vários empurrões durante a contração. A cada suspiro de contração, descansar e relaxar.

Técnicas de respiração para a segunda fase do trabalho de parto

Sopro da panela

- Esta técnica de respiração é utilizada quando é necessário evitar fazer força. Isto pode acontecer se tiver uma forte vontade de fazer força antes da dilatação total, quando a cabeça do bebé está a coroar, ou quando o seu prestador de cuidados sentir que é necessário.
- Esta é a única técnica de respiração em que não se faz uma respiração de limpeza no início.

Respire como se estivesse a soprar uma vela uma e outra vez, utilizando sopros rápidos e superficiais até que a vontade de empurrar diminua. Termine com uma respiração de limpeza

Com cada empurrão

- Enrole-se à volta do seu bebé, dobrando o queixo e curvando os ombros para a frente.
- Liberte a tensão nas nádegas, no períneo e nas coxas.
- Visualize o bebé a mover-se facilmente para baixo e para fora.
- Relaxe completamente o seu corpo entre os esforços de empurrar.
- Respiração normal entre os esforços de empurrar

Rolamento espontâneo (respiração de expulsão)

- Respire confortavelmente até que a vontade de fazer força se torne irresistível. Em seguida, respire fundo e mantenha a respiração ou liberte-a lentamente enquanto se conforma durante 5 a 7 segundos. Depois de se baixar, liberte o oxigénio restante e respire confortavelmente até à próxima vontade forte - depois repita. Pode fazer 2-4 vezes numa só contração. Termine com uma respiração limpa. Algumas mulheres consideram útil grunhir, gemer ou fazer ruídos baixos enquanto estão a fazer a contração.

Empurrões dirigidos (Empurrões hospitalares)

- Esta técnica de respiração é comum quando a mãe não tem ou tem pouca vontade de fazer força. Respire confortavelmente até que a pessoa que cuida de si lhe peça para fazer força. Em seguida, respire fundo e mantenha a respiração ou solte-a lentamente enquanto se conforma durante 5-7 segundos. Depois de se baixar, liberte o oxigénio restante. Respire uma ou duas vezes e repita até que o técnico de saúde lhe peça para descansar. Termine com uma respiração de limpeza.

POSICIONAMENTO

Devido à anteversão do útero durante a primeira fase da contração, muitas mulheres acham que precisam instintivamente de se inclinar para a frente com o mesmo tipo de apoio, algumas gostam de rodar ou balançar a pélvis. Inclinar-se para a frente facilita a anteversão. As mulheres devem ser encorajadas a mudar de posição durante a primeira fase do trabalho de parto. A posição de joelho no peito é por vezes útil para ajudar a eliminar o lábio anterior do colo do útero.

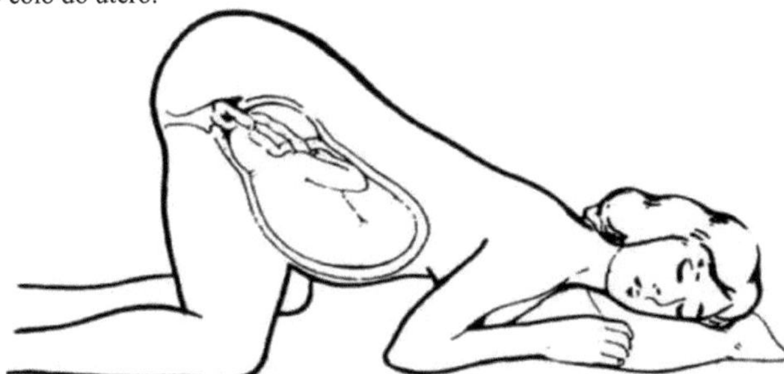

Mover-se durante as contracções ou mudar de posição entre as contracções aumenta frequentemente o seu conforto e melhora o progresso do trabalho de parto. Andar, balançar, balançar e outros movimentos podem fazer parte do seu ritual rítmico para lidar com as contracções.

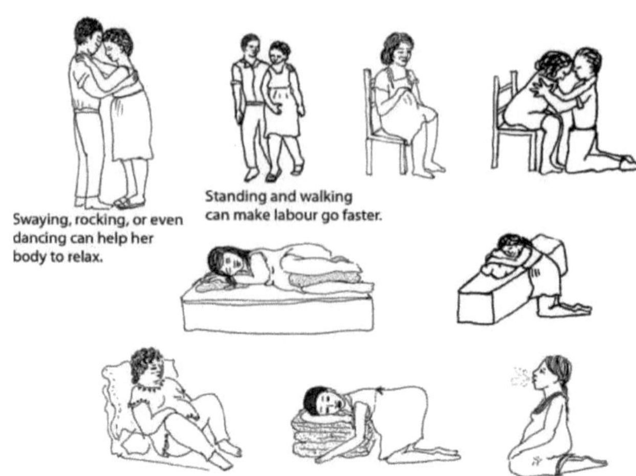

- Posições frequentadas durante 1st fase são
- Sentado com a cabeça e os ombros apoiados numa mesa.
- De pé, encostado a uma parede, de frente ou com apoio para as costas.
- Andar sentado numa cadeira, apoiando a cabeça e os braços nas costas.
- De quatro no chão, apoiado pelo parceiro, de pé, apoiando a cabeça no ombro dele.

POSICIONAMENTO DURANTE A 2ND FASE DO TRABALHO DE PARTO.

As posições habitualmente utilizadas são

- Litotomia
- Dorsal (reclinada)
- Lateral e semirecumento

MASSAGEM DURANTE O PARTO

É provável que os estímulos sensoriais calmantes das carícias, eflúvios e amassamentos activem o mecanismo de fecho do portão ao nível da coluna vertebral. Área de massagem das costas (amassar profundamente a zona dolorosa, amassar com duas mãos sobre a articulação SI), effleurage da zona sacro-coccígea, para cima e para cima da prega ilíaca, carícias longitudinais lentas e rítmicas, do occipital ao cóccix, podem aliviar a tensão. Massagem perineal

ALÍVIO DA DOR DURANTE O PARTO

Medidas de conforto

- Ter uma pessoa de apoio ao seu lado ajuda-o a manter-se concentrado
- As técnicas de relaxamento e respiração ajudam a controlar a ansiedade e a dor durante o trabalho de parto e são melhor aprendidas em aulas de educação para o parto
- Distração como música ou televisão no início do trabalho de parto
- A imagética consiste em imaginar-se num local tranquilo
- A massagem e a utilização de bolsas de frio aliviam a tensão muscular
- A sua enfermeira do trabalho de parto irá sugerir outros métodos para aliviar as dores do início do trabalho de parto
- Quando as contracções estiverem mais próximas e forem mais fortes, descanse entre elas, respirando lentamente e profundamente
- Toque e massagem, incluindo a utilização de cremes e óleos, calor e frio, e contrapressão.
- Ser ativa durante o trabalho de parto em vez de ficar na cama. As mudanças de posição, como caminhar, agachar-se, sentar-se, a posição das mãos e dos joelhos e a utilização de uma bola de parto podem ser úteis.
- Ambiente agradável com a utilização de música, luzes ténues e aromaterapia.
- A utilização de um banho ou duche de água quente pode ajudar a reduzir as dores do parto.
- Injecções de água esterilizada: consiste na injeção de pequenas quantidades de água esterilizada na

pele da parte inferior das costas. Pode ajudar as mulheres em início de trabalho de parto que têm dores nas costas.

A hipnose e a acupunctura podem ser úteis em algumas mulheres durante o parto

Tipos de alívio da dor

- Existem dois tipos de medicamentos para aliviar a dor, *os analgésicos e os anestésicos.*
- *Um anestesiologista* trabalhará consigo e com a sua equipa de cuidados de saúde para selecionar o melhor método para si.
- *A analgesia é o alívio da dor sem perda total da sensibilidade ou do movimento muscular.* Estes medicamentos nem sempre param completamente a dor, mas diminuem-na.
- *A anestesia é o bloqueio de todas as sensações, incluindo a dor. A anestesia geral provoca* a perda de consciência. A anestesia regional elimina todas as sensações de dor de partes específicas do corpo enquanto se permanece consciente.

Analgésicos sistémicos

- Estes medicamentos são frequentemente administrados sob a forma de injecções num músculo ou numa veia para diminuir a dor sem provocar a perda de consciência. Actuam em todo o sistema nervoso e não numa área específica. Podem ser administradas epidurais para alívio adicional da dor. Os efeitos secundários dos analgésicos sistémicos são, na sua maioria, de natureza menor, podendo causar náuseas (que podem ser tratadas com outro medicamento), sonolência ou dificuldade de concentração. Os analgésicos sistémicos não são administrados imediatamente antes do parto, pois podem retardar os reflexos e a respiração do bebé ao nascer.

Anestesia local

- A anestesia local proporciona entorpecimento ou perda de sensibilidade numa área limitada, como quando se realiza uma episiotomia para alargar a abertura vaginal. Não diminui a dor das contracções. A anestesia local raramente afecta o bebé e não tem efeitos secundários quando a dormência passa.

Analgesia regional

- A analgesia epidural, a raquianestesia e a raquianestesia combinada são todos tipos de analgesia regional utilizados para diminuir as dores do parto. São populares para o parto, uma vez que proporcionam um excelente alívio da dor, ao mesmo tempo que lhe permitem manter-se alerta e acordada. Muito pouca medicação chega ao bebé.

ANESTESIA EPIDURAL

- Normalmente designado por bloqueio epidural, causa alguma perda de sensibilidade na parte inferior do corpo.
- Um bloqueio epidural é administrado na parte inferior das costas numa pequena área chamada espaço epidural. Este espaço contém fibras nervosas, algumas das quais transportam as sensações de dor para o cérebro. Ser-lhe-á pedido que se sente ou deite muito quieto com as costas curvadas para fora e que permaneça nesta posição até o procedimento estar concluído. Pode mexer-se depois de terminado o procedimento, mas não poderá andar.
- O alívio das dores começa normalmente 10 a 20 minutos depois de a medicação ter sido injectada através do cateter epidural. Embora a epidural a deixe mais confortável, poderá continuar a sentir as suas contracções. Poderá notar dormência temporária, sensação de peso ou fraqueza nas pernas. O seu anestesista pode ajustar o grau de dormência para seu conforto e para ajudar no trabalho de parto e no parto. Estas sensações desaparecerão durante as primeiras horas após o parto

Efeitos secundários e riscos de uma epidural

- Pode ocorrer uma descida da tensão arterial. Isto pode abrandar o ritmo cardíaco do seu bebé. O ritmo cardíaco do seu bebé será monitorizado de perto. Para diminuir este risco, primeiro ser-lhe-ão administrados líquidos através de uma via intravenosa, ser-lhe-ão dadas instruções para se deitar sobre o seu lado esquerdo, ser-lhe-ão administrados medicamentos conforme necessário e poderá ser-lhe administrado algum oxigénio por máscara.
- Os tremores podem estar associados a uma epidural, embora possam ocorrer sem ela. Os cobertores quentes ajudam.
- Após o parto, as costas podem ficar doridas durante alguns dias.
- Algumas mulheres (1-2 em 100) podem sentir uma dor de cabeça "espinhal" após uma epidural. Pode reduzir o risco de isso acontecer mantendo-se muito quieta durante a inserção da agulha epidural. Se ocorrer uma dor de cabeça, normalmente desaparece em poucos dias. Se a dor de cabeça não parar ou se se tornar grave, pode ser necessário um penso de sangue epidural para ajudar a dor de cabeça a desaparecer.

O penso sanguíneo consiste em retirar sangue do braço e injectá-lo no espaço epidural, o que, em muitos casos, proporciona um alívio rápido.

- A comichão ligeira é um efeito secundário dos medicamentos narcóticos e é facilmente tratada.
- Quando uma epidural é administrada no final do trabalho de parto ou é utilizada uma grande quantidade de anestésico, pode ser difícil aguentar e empurrar o bebé através do canal de parto. O ajuste da dose pode ajudar neste caso.
- Uma pequena percentagem de mulheres desenvolverá febre durante o trabalho de parto, especialmente as mulheres que têm o seu primeiro filho, em trabalhos de parto longos e com anestesia epidural. A razão é desconhecida, mas é muito pouco provável que reflicta uma verdadeira infeção na mãe ou no bebé. Em alguns casos, o pediatra pode fazer alguns testes ao bebé para excluir qualquer possibilidade de infeção.
- As complicações graves são muito raras. Se a medicação anestésica entrar numa veia do espaço epidural, pode sentir tonturas, batimentos cardíacos acelerados, um sabor estranho e dormência à volta da boca. Se a medicação entrar no líquido cefalorraquidiano, pode afetar os músculos do peito e dificultar a respiração. Tal como acontece com qualquer colocação de agulha, os riscos significativos raros incluem infeção ou hemorragia no espaço epidural ou lesão do nervo

O bloqueio espinal, tal como uma epidural, é uma injeção na zona lombar. Assim que o medicamento é injetado, o alívio da dor ocorre imediatamente. Normalmente, uma raquianestesia é administrada apenas uma vez durante o trabalho de parto, pelo que é mais adequada para uma altura próxima do parto. A raquianestesia pode ser utilizada para um parto por cesariana ou para um parto vaginal em que esteja indicada a extração com fórceps ou vácuo. As raquianestesias podem causar os mesmos efeitos secundários que uma epidural e são tratadas da mesma forma.

A anestesia geral adormece (faz-nos perder a consciência) para que não sintamos dor. A anestesia geral é utilizada quando um bloqueio regional não é possível ou não é a melhor opção por razões médicas ou outras. Pode ser iniciada rapidamente e é frequentemente utilizada para um parto por cesariana de emergência. Os alimentos ou líquidos no estômago da mulher constituem um risco importante durante a anestesia geral. O trabalho de parto normalmente faz com que os alimentos não digeridos permaneçam no estômago. Durante a inconsciência, esses alimentos podem voltar para a boca e entrar nos pulmões, causando danos. Para evitar que isso aconteça, pode ser-lhe dito para não comer nem beber depois de iniciado o trabalho de parto. Depois de adormecer, o anestesista coloca-lhe um tubo de respiração na boca e na traqueia durante a cirurgia, que é retirado quando acorda.

MEDICAMENTOS (TÉCNICAS FARMACOLÓGICAS)

- O óxido nitroso é um gás anestésico. É administrado juntamente com oxigénio através de uma máscara facial. Segura a máscara e começa a inalar a mistura de gás imediatamente antes do início da contração.
- O alívio da dor ocorre em duas ou três respirações, mas desaparece 3 a 5 minutos depois de se deixar de respirar o gás. Uma vez que o seu efeito desaparece tão rapidamente, o óxido nitroso é muito seguro e não deixa o bebé sonolento.
- Os narcóticos são medicamentos utilizados para aliviar as dores associadas às contracções do parto. Promovem o sono, ajudam a reduzir a intensidade das contracções dolorosas e diminuem a ansiedade. Os narcóticos podem causar efeitos secundários como náuseas e vómitos, sonolência excessiva e respiração mais lenta. Além disso, os narcóticos administrados durante o parto podem afetar a respiração do bebé nas primeiras horas de vida. Embora raramente seja necessário, pode ser administrado ao seu bebé um medicamento chamado Narcan para reverter os efeitos dos narcóticos.
- Estupefacientes utilizados no trabalho de parto:
- A morfina (more-feen) é administrada através de uma perfusão intravenosa (IV) ou pode ser injectada sob a pele ou no músculo. O alívio da dor tem efeito dentro de 5 a 30 minutos e dura 4 a 6 horas.
- O fentanil (fen-ta-nil) é um narcótico de ação mais curta, administrado em dose única. O alívio da dor tem efeito em 2 a 3 minutos e dura 30 a 60 minutos.
- O remifentanil (rem-e-fen-tan-nil) é um narcótico de ação muito curta. É sempre administrado através de Analgesia Controlada pelo Paciente (PCA) na sua IV. Este medicamento é rapidamente eficaz em 1 a 2 minutos, mas dura apenas 5 minutos. Por este motivo, para além da autoadministração, a PCA será programada para fornecer uma infusão de fundo contínua de remifentanil. Como este medicamento dura pouco tempo, é menos provável que afecte a respiração do bebé à nascença.

A UTILIZAÇÃO DAS DEZENAS NO TRABALHO DE PARTO

Benefícios da utilização da TENS durante o parto

- A TENS é uma forma não invasiva de alívio da dor

- A TENS não tem efeitos nocivos para a mãe ou para o bebé
- A TENS não restringe a sua capacidade de se movimentar durante o trabalho de parto
- A TENS pode ser aplicada em casa durante o início do trabalho de parto
- Podem ser utilizadas outras opções de alívio da dor se a TENS não proporcionar um alívio adequado da dor

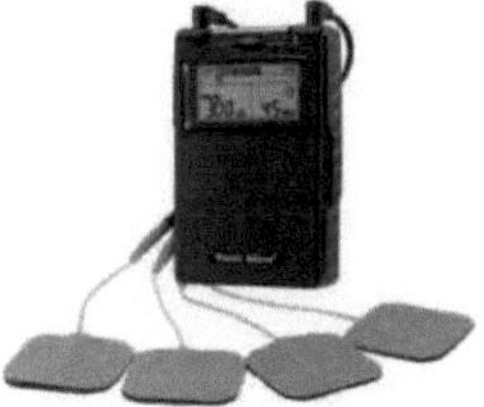

AEC

Modos de estimulação

- Dois dos parâmetros do TENS são utilizados no trabalho de parto: o TENS burst train e o TENS breve e intenso.
- Burst Train TENS - Caracteriza-se por rajadas de baixa frequência (4 Hz) de estimulação de alta frequência. Este tipo de estimulação tem as propriedades da TENS convencional e da TENS tipo acupunctura. A TENS convencional tem os seus efeitos através da estimulação das fibras A e A para inibir as sensações de dor mediadas pelas fibras C de forma pré-sináptica ao nível dos segmentos da coluna vertebral.
- A TENS convencional pode demorar 5 a 10 minutos até se sentir o alívio da dor. A TENS do tipo acupunctura produzirá analgesia duradoura, mas pode demorar cerca de 30 minutos de estimulação até que os efeitos sejam notados. Esta latência antes do início da analgesia deve-se ao mecanismo de efeito teorizado. Pensa-se que a estimulação afecta os mecanismos de controlo descendentes, tanto a nível espinal como supraespinal, através da produção de sistemas mediados por opiáceos activados pela estimulação das fibras nervosas A.
- TENS breve e intenso Caracteriza-se por uma frequência elevada (100 Hz), uma duração de impulso longa (150s) e a intensidade mais elevada que pode ser tolerada pelo doente. É preferível utilizá-la durante curtos períodos de tempo (ou seja, 10-15 minutos) devido à fadiga gerada nos nervos por este tipo de estimulação intensa. O efeito pode ser quase instantâneo, devido ao bloqueio localizado da condução nervosa
- Estes dois modos de estimulação são utilizados para o caso específico do trabalho de parto porque se adaptam à natureza específica das dores de parto.
- As dores de parto consistem em dores surdas e dolorosas do tipo menstrual que se devem ao estiramento e à pressão exercida sobre as vísceras abdominais e pélvicas; estas incluem a estrutura do útero, o colo do útero, as paredes da vagina e os músculos e fáscias do pavimento pélvico.
- A dor visceral é conduzida ao segmento espinal através das fibras C e este tipo de dor é melhor tolerado através da utilização de mecanismos de endorfina e do fecho da porta da dor. É por isso que o TENS burst train é utilizado a toda a hora durante o parto.
- A TENS breve e intensa também é utilizada, uma vez que actua rapidamente e tem um forte efeito contrairritante e bloqueador dos nervos, o que a torna adequada para o aumento da dor sentida durante as contracções
- A maioria das unidades TENS que são utilizadas especificamente para o trabalho de parto têm estes dois tipos de estimulação. O modo "burst train" é o tipo de estimulação utilizado a todo o momento durante o trabalho de parto e o modo "brief intense" é ativado através da utilização de um mecanismo de botão de pressão quando a mulher sente o início de uma contração. O modo breve e intenso é depois desativado premindo o mesmo botão de impulso, para que o modo burst train seja retomado

Colocação dos eléctrodos

- Os eléctrodos podem ser colocados sobre os segmentos vertebrais relevantes que recebem a informação nociceptiva das áreas dolorosas ou sobre a área que está a causar dor.
- Durante a primeira fase, a informação da dor do parto, quando a dor é mais intensa, entra nos segmentos T10-L1. A informação dos nervos parassimpáticos e do nervo pudendo chega aos segmentos espinhais

S2-S4. Ao escolher os eléctrodos, estes devem ser suficientemente longos para cobrir estes segmentos da coluna vertebral. Cada par de eléctrodos será colocado em cada lado da coluna vertebral, um par cobrindo cada lado dos processos espinhosos de T10-L1 e o outro par cobrindo cada lado dos processos espinhosos de S2-S4.

Como é utilizada a TENS

Para gerir a dor de forma mais eficaz, é importante utilizar a TENS o mais cedo possível durante o trabalho de parto. A TENS é mais eficaz se for utilizada em combinação com outras estratégias de controlo, como o relaxamento, o posicionamento e a massagem. Os eléctrodos da TENS têm de ser posicionados sobre as vias nervosas que transmitem as mensagens de dor do útero e do colo do útero durante o trabalho de parto.
Os eléctrodos devem ser posicionados no dorso da mãe, paravertebralmente sobre os dermátomos T10-L1, para a segunda fase eléctrodos adicionais sobre os S2-S4.

- Inicialmente, poderá querer começar com os eléctrodos do Canal 2 colocados de cada lado da coluna vertebral, logo acima da cintura.
- À medida que o trabalho de parto progride ou se tiver dores lombares ou pélvicas, pode começar a utilizar os eléctrodos do Canal 1, que são colocados de cada lado da coluna vertebral inferior, abaixo da cintura
- Os eléctrodos do Canal 1 e do Canal 2 podem ser utilizados ao mesmo tempo, se necessário.

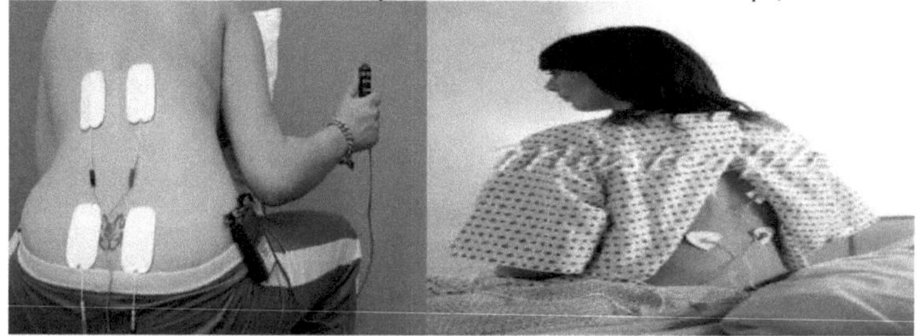

Quando os eléctrodos estiverem em posição, verifique se o interrutor de reforço está desligado ou colocado no mínimo antes de ligar a máquina. Aumente lentamente a intensidade até sentir uma sensação de formigueiro sob os eléctrodos - deve ser forte mas confortável. Durante as contracções, pode aumentar ainda mais a intensidade utilizando o controlo de reforço na unidade TENS. À medida que o trabalho de parto avança, a intensidade pode ter de ser aumentada porque o seu corpo se habitua à sensação da TENS.

Limites de segurança

O feto estava mais em risco se:

- os eléctrodos foram colocados no abdómen
- a mulher era magra, com apenas 1 polegada de gordura abdominal
- o feto era occipitoposterior

Considerações práticas sobre a utilização da TENS

- O ideal é que as mulheres sejam apresentadas à unidade TENS durante uma aula com um profissional de saúde, de preferência um fisioterapeuta. Deve ser claramente indicado que
- a unidade não deve ser colocada sobre o seio carotídeo (região anterior do pescoço)
- a unidade não deve ser colocada sobre a zona onde foi colocado um pacemaker
- os eléctrodos e a unidade TENS devem ser retirados antes de entrar na banheira ou na piscina de parto
- o aparelho só deve ser utilizado pela própria mulher e para o seu trabalho de parto, exceto se um profissional de saúde lhe tiver dado instruções em contrário
- As precauções específicas incluem:
- A TENS não deve ser utilizada na banheira ou no duche
- As mulheres que têm implantes metálicos ou um dispositivo eletrónico implantado (por exemplo, um pacemaker cardíaco) não devem utilizar o TENS
- A TENS não deve ser utilizada durante a condução de um automóvel
- A TENS não deve ser utilizada antes da 37ª semana de gravidez, exceto se for aconselhada pelo seu médico ou fisioterapeuta
- O TENS deve ser desligado antes de aplicar ou retirar os eléctrodos

Capítulo 5

CUIDADOS PÓS-NATAIS

CUIDADOS PÓS-NATAIS

Alterações pós-natais

- Alterações endócrinas - o efeito da relaxina manteve-se durante 12 semanas, apesar da cessação da produção aos 4 dias pós-parto.
- Isto tem implicações para o sistema músculo-esquelético, na medida em que restringe a intensidade do exercício durante este período e assegura que os princípios de boa postura e de cuidados com as costas são tidos em conta.
- O sistema respiratório volta ao normal logo após o parto. A saturação de oxigénio foi medida a 98% no dia seguinte ao parto.
- O CVS volta ao normal no espaço de 2 semanas, com o volume de sangue a regressar ao nível anterior à gravidez. Nos primeiros dias após o parto, é eliminada uma grande quantidade de líquido na urina para atingir este estado.
- As alterações cutâneas regressam gradualmente ao estado anterior à gravidez, podendo demorar várias semanas até que o cloasma e a linha nigra desapareçam.

O sistema digestivo altera-se após o parto. As mães que amamentam mantêm e aumentam frequentemente o apetite a fim de fornecer a energia suplementar necessária para a lactação Objectivos da fisioterapia

- Ajudar a recuperação física da nova mãe após a gravidez e o parto, com um programa de exercício e relaxamento seguro, eficaz e agradável.
- Responder a quaisquer necessidades individuais específicas relacionadas com as alterações físicas no período pós-parto.

Problemas pós-natais

- Hemorragia pós-parto.
- Retenção de placenta
- Períneo doloroso.
- Controlo da bexiga
- Controlo intestinal
- Problemas circulatórios
- Dores de cabeça
- Fadiga
- Estado psicológico
- Depois das dores
- Ingurgitamento mamário
- Mastite
- Diástase rectal
- Dores na coluna vertebral
- Dor na sínfise púbica
- Síndrome do túnel do carpo
- Coccydynia
- Condições pré-existentes

CUIDADOS PÓS-NATAIS

- ESTABELECIMENTO DO ALEITAMENTO MATERNO
- Gestão da dor
- Períneo doloroso
- Controlo do intestino e da bexiga
- Problemas circulatórios
- Dores posteriores
- Diástase rectal
- Dores na coluna
- Fadiga

- Síndrome do túnel cárpico
- Tendinite de Quervain
- Coccydynia

Doenças músculo-esqueléticas observadas na gravidez e no pós-parto

- desalinhamento ósseo da pélvis
- traumatismo perineal
- diástase recti, traumatismo abdominal
- alteração do suporte do arco, do suporte ligamentar dos pés e dos tornozelos
- desalinhamento das costelas
- dores nas costas relacionadas com má postura, cuidados infantis, pós epidural

Desalinhamento pélvico

- Sintomas: marcha antálgica, dor com suporte de peso unilateral, dor transitória, dor lombar e nas nádegas generalizada, dor PSIS
- Tratamentos: realinhamento postural, ligaduras, massagem, gelo/calor, exercícios de estabilização, encaminhamento para PT

Dor nas costas

- Postura,
- Exercício
- Calor/gelo
- Alterações ergonómicas (transporte e elevação, cuidados infantis)
- Controlo do peso
- Apoio ao peito

Períneo doloroso

Tratamento de pacientes

- Elevar o tecido traumatizado
- Aplicar gelo na zona afetada imediatamente após o parto durante 10-15 minutos e repetir a aplicação a intervalos regulares. Os sacos de gelo macio de forma cilíndrica são ideais.
- Comece a fazer exercícios para o pavimento pélvico utilizando a técnica de contração e relaxamento como um mecanismo de bombeamento eficiente para aumentar a circulação e diminuir o edema.
- Posição deitada de bruços ou de lado.
- As cuecas de ajuste firme que mantêm o penso higiénico no lugar sem se mexerem evitam a fricção contra a ferida.
- Eletroterapia (ultra-sons e tensões)
- Ensinar a técnica correta de defecação e a utilização de uma almofada de pressão encostada à ferida durante a evacuação

Utilização de uma almofada adequada para se sentar

PARTO POR CESARIANA

- thTrata-se de um procedimento operatório em que o feto, após o final da 28.ª semana, é libertado através de uma incisão nas paredes abdominal e uterina.
- A cesariana é normalmente realizada quando um parto vaginal poderia pôr em risco a vida ou a saúde do bebé ou da mãe, embora nos últimos tempos também tenha sido realizada a pedido para partos que, de outra forma, poderiam ter sido naturais.

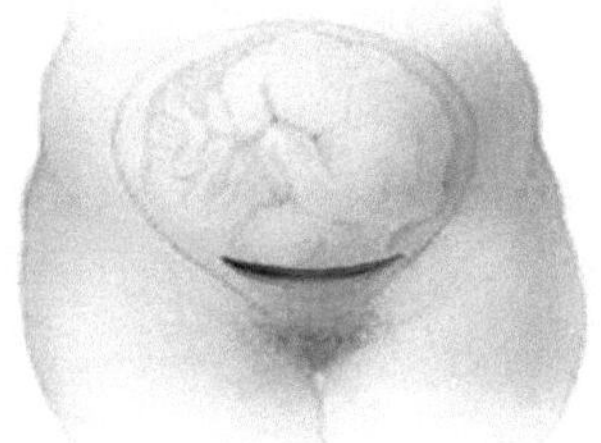

Low transverse incision

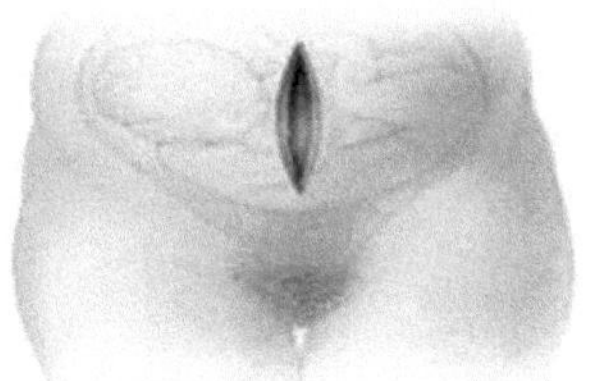

Classical incision

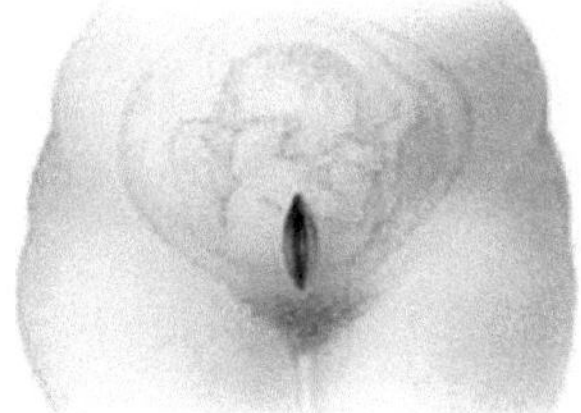

Low vertical incision

INDICAÇÕES ABSOLUTAS

- Placenta prévia central
- Pélvis contraída ou disjunção cefalopélvica
- Massa pélvica que provoca obstrução
- Carcinoma avançado do colo do útero
- Obstrução vaginal (atresia, estenose)

Indicação relativa

- Desproporção cefalo pélvica
- Parto por cesariana anterior
- FCF não tranquilizadora
- A distócia pode dever-se a um feto grande e a uma pélvis pequena
- Hemorragia anteparto
- Placenta prévia e placenta abrupta
- Má apresentação
- Falha na indução cirúrgica do parto ou falha na progressão do parto
- Mau h/o obstétrico
- Doença hipertensiva
- Doenças médicas - ginecológicas - diabetes, doenças cardíacas, síndroma de Marfan, etc.

TIPOS

- A cesariana clássica implica uma incisão longitudinal na linha média que permite um espaço maior para o parto. No entanto, é raramente efectuada hoje em dia, uma vez que é mais propensa a complicações.

A secção do segmento uterino inferior é o procedimento mais utilizado, a extração do corpo é feita através de uma incisão no segmento inferior por via transperitonial

CLÁSSICO

- Nesta operação, o bebé é extraído através de uma incisão feita no segmento superior do útero. Só é feita quando a abordagem do segmento inferior é difícil - aderências densas devido a uma operação abdominal anterior, ou pélvis fortemente contraída com abdómen pendular.
- A abordagem do segmento inferior é arriscada, -grande fibroide no segmento inferior, colo do útero carcinoma, grau grave de placenta prévia com vasos ingurgitados no segmento inferior.

Complicação da cesariana

Intra-operatório

- Extensão da incisão uterina para um ou ambos os lados. Isto pode envolver os vasos uterinos e causar hemorragia grave, podendo levar à formação de hematoma do ligamento largo.
- Lacerações uterinas - podem estender-se lateral ou inferiormente para a vagina
- Lesão da bexiga
- Lesão uretral
- Lesão do TGI
- Hemorragia pós-parto primária
- Placenta mórbida aderente

Complicações pós-operatórias

- Hemorragia pós-parto
- Choque
- Riscos anestésicos - atelectasia por aspiração ou aspiração
- Infeção
- Obstrução intestinal - devido a aderências ou bandas ou paralítica após peritonite
- Doença tromboembólica
- Complicação da ferida
- Excesso ou irregularidades menstruais.
- Hérnia incisional
- Gravidez futura - risco de rutura da cicatriz

<u>Deficiências e limitações funcionais</u>

- Risco de complicações pulmonares
- Dor e desconforto pós-cirúrgicos
- Risco de complicações vasculares
- Desenvolvimento de aderências no local da incisão
- Postura incorrecta
- Disfunções do pavimento pélvico
- Fraqueza abdominal, diástase rectal
- Restrições funcionais gerais da distribuição postal

<u>GESTÃO</u>

Objectivos/Resultados da reabilitação pós-cesariana

- Diminuir a dor da incisão
- Prevenir complicações respiratórias e circulatórias
- Minimizar a retenção de gases intestinais
- Reforçar os músculos do pavimento pélvico
- Postura e mecânica corporal corretas
- Mobilizar a libertação de cicatrizes
- Fortalecer e encurtar os abdominais

PLANO DE CUIDADOS	**INTERVENÇÕES**
* Melhorar as funções pulmonares * Diminuição da dor incisional	• Instruções de respiração, tosse ou sopro, exercícios de respiração. • Pós-operatório tenso, apoiar a incisão com uma almofada quando tossir ou amamentar.

* Prevenir complicações vasculares pós-cirúrgicas	- Exercícios activos para as pernas, deambulação precoce
• Melhorar a circulação e a cicatrização da incisão, evitar a formação de aderências • Diminuição do desconforto pós-cirúrgico (comichão, cateter)	• Exercícios abdominais gustativos com apoio incisional, mobilização de cicatrizes e massagem de fricção • Instruções de posicionamento, massagem e exercícios de apoio.
- Postura correta	- Instruções posturais.
- Prevenir lesões e diminuir as dores lombares	- Instrução sobre a tala incisional e o posicionamento para as actividades de vida diária, instruções de mecânica corporal
- Prevenir a disfunção do pavimento pélvico	- Exercícios para o pavimento pélvico e educação.
- Desenvolver a força abdominal	- Exercícios abdominais, incluindo exercícios de correção da diástase rectal.

Dicas de mecânica corporal

- Para ir para a cama: Sente-se na borda da cama e, com os braços, baixe-se para o lado enquanto coloca as pernas na cama. Rode para trás com os joelhos afastados à largura das ancas em vez de separar as pernas.
- Para sair da cama: vire-se de lado, baixe as pernas sobre a borda da cama e empurre com o cotovelo inferior e a mão superior contra a cama para se sentar direito.
- Para entrar no automóvel: primeiro, sentar-se no banco, recuando, mantendo os dois joelhos juntos, e rodar para entrar no automóvel.
- Dobrar os joelhos e as ancas ao levantar. Evite dobrar-se a partir da cintura.
- Evite utilizar uma perna com força, uma vez que isso pode exercer pressão sobre os abdominais e a cintura pélvica, ou seja, não utilize uma perna para empurrar objectos no chão; não se apoie numa perna e coloque a outra por cima de uma porta de bebé.
- Segure uma almofada contra o abdómen se tossir ou espirrar para ajudar a diminuir o desconforto.

Tosse

- É importante manter o peito desobstruído. Pode fazê-lo respirando fundo para esticar os pulmões. Faça isto 2 ou 3 vezes por hora.
- A barriga pode estar dorida, mas tente não conter a tosse ou o espirro, pois não pode prejudicar os pontos. Para ficar mais confortável, alivie a tensão da barriga inclinando-se para a frente ou dobrando

os joelhos para cima, se estiver na cama. Apoie a barriga com as mãos ou com uma pequena almofada ou toalha.

SENTAR E ALIMENTAR

- Certifique-se de que tem um apoio adequado para a zona lombar quando está sentada. Apoie o bebé à altura do peito quando estiver a amamentar com almofadas ou travesseiros para não ter de se inclinar para a frente. Não se esqueça de que pode deitar-se de lado para dar de mamar.

POSTURA

- Tente manter-se de pé. Evite torcer-se ou curvar-se durante muito tempo, o que pode prejudicar as suas costas. Ao mudar as fraldas, tente colocar o bebé numa superfície que não o obrigue a curvar-se. Coloque o tapete muda-fraldas no berço ou numa estação de muda-fraldas concebida para o efeito.

Tratamento de feridas

- Durante o duche, lave suavemente a ferida com água.
- Secar suavemente a ferida com uma toalha. É preferível deixá-la descoberta para secar ao ar livre.
- Se a sua roupa estiver a roçar a ferida, coloque um penso higiénico novo entre a ferida e a roupa. Poderá querer comprar roupa interior e vestuário que tenha uma cintura alta para evitar a fricção.

Para ajudar a curar

- Siga as recomendações para comer e beber, uma vez que as suas células necessitam de alimentos para crescerem e se multiplicarem.
- Siga as recomendações de exercício físico, uma vez que os músculos quentes estimulam o fluxo sanguíneo, o crescimento celular e promovem a cura.
- Evitar temperaturas extremas de calor e frio.
- As roupas húmidas e quentes e os lençóis combinados com o sangue favorecem o desenvolvimento de bactérias:
- -- tomar duche diariamente e vestir roupa fresca
- mudar os lençóis da cama quando estiverem sujos
- cobrir a ferida se esta estiver a escorrer e informar imediatamente a sua parteira ou o seu médico.

Exercícios suaves para o abdómen e as costas

Estes exercícios suaves ajudam a:

- tonificar os músculos abdominais
- aliviar as dores de costas
- assistir à passagem do vento.

Condução de um veículo

"não deve conduzir durante quatro semanas" ou "até ser autorizado por um médico".
Em geral, é seguro conduzir quando se sente confortável e tem cuidado enquanto

- carregar nos pedais (pode travar de repente?)
- rodar o volante
- virar para olhar por cima do ombro para fazer marcha-atrás.

Abdominais após um parto por cesariana

- Educar o doente para exercícios de respiração profunda no mesmo dia do pós-operatório.
- Educar o doente para tentar contrair os músculos antes do movimento, expirando
- Massagem de cicatrizes: 5-15 minutos por dia. Começar logo após a cirurgia, mantendo-se a 1 a 2 cm da incisão.
- Isometria abdominal e massagem da esquerda para a direita para minimizar as dores de gases

Massagem de cicatrizes

- As cicatrizes imóveis (abdominais e pélvicas) podem causar dores crónicas abdominais, pélvicas e nas costas.
- Iniciar a massagem das cicatrizes logo que possível após a cirurgia.
- Manter-se a 1,5 cm da cicatriz até que todas as crostas tenham caído naturalmente.
- Comece suavemente e avance lentamente para uma massagem mais profunda e mais forte
- Quando a crosta cair e não houver infiltrações, pode massajar diretamente a cicatriz.

Variações da massagem para cicatrizes

- Círculos: 1-2 dedos de profundidade em todo o abdómen
- Estimulação intestinal: movimento anti-horário da anca direita para a anca esquerda

- Dessensibilização: ajuda o doente a sentir-se mais à vontade ao tocar na cicatriz
- Empurrar e puxar: liberta o tecido cicatricial preso
- Enrolamento da pele: Rolar e levantar a cicatriz
- Arrancar: Retirar a cicatriz dos tecidos subjacentes.

Sexualidade

- O melhor indicador de quando está pronta para retomar o sexo é a forma como VOCÊ se sente.
- Um posicionamento cuidadoso pode ser útil para evitar a dor na zona da ferida.
- Um efeito secundário comum da cirurgia é uma sensação de dormência à volta da ferida que pode durar um ano ou mais. Tocar nesta área pode ser perturbador para algumas mulheres.
- A amamentação pode reduzir as secreções vaginais, pelo que um gel lubrificante à base de água pode ser útil.

O CURSO PÓS-NATAL PRECOCE

- **Pontos de ensino**
- **Sentado** - Costas *bem apoiadas* e períneo confortável

- *Exercícios* na posição sentada para a postura, os abdominais e os músculos do pavimento pélvico
- Referência regular às *actividades diárias* na posição sentada, por exemplo, alimentar o bebé, a fim de minimizar os sintomas

- De pé - *Base de apoio estável* - encostar-se a algo para aumentar a estabilidade, por exemplo, parede, costas da cadeira

- *Calçado adequado*
- *Exercícios* em pé para a postura e os abdominais; isto pode reduzir a circunferência abdominal até 12 cm, especialmente se também estiver de pé; exercícios para os músculos do pavimento pélvico, flexão lateral do tronco ("hiphitching")

Mentir

- Almofadas e cunhas para *apoio* e progressão do exercício
- *Ensinar* a verificar a separação dos músculos recti abdominis
- *Sensibilizar* para os movimentos ou exercícios "de risco".

Capítulo 6

PAPEL DO FISIOTERAPEUTA NA MÃE LACTANTE

COMO FUNCIONA O ALEITAMENTO MATERNO

- A mama é constituída por uma rede de ductos, tecido adiposo e glandular que contém pequenos ductos e alvéolos. O leite é produzido no interior dos alvéolos.
- O leite é produzido pelo tecido glandular contido no tecido adiposo e fibroso de suporte da mama. A prolactina é a hormona responsável pela produção de leite. Pequenos nervos na aréola, a zona colorida que rodeia o mamilo, são estimulados quando o bebé chupa o mamilo. Isto provoca a libertação da hormona prolactina, que estimula a produção de leite.

ANATOMY OF THE HUMAN BREAST

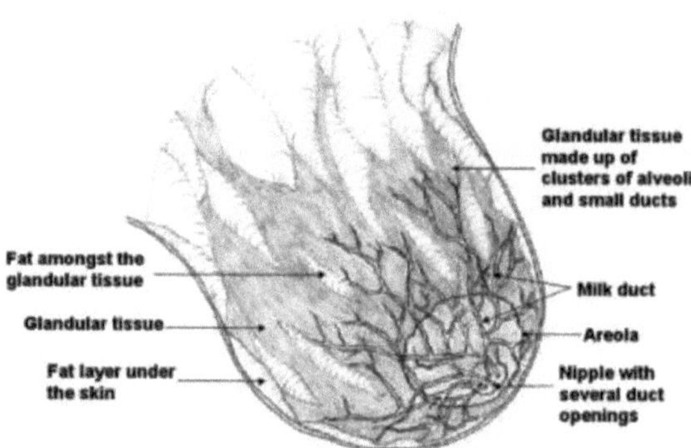

O "reflexo de descida" leva o leite do tecido mamário para o mamilo para o bebé beber. A estimulação do mamilo faz com que o cérebro desencadeie a libertação de oxitocina. Esta hormona faz com que as células que rodeiam os alvéolos no tecido glandular se contraiam e libertem leite para os ductos. O leite é transportado através dos ductos para as aberturas do mamilo. A oxitocina também estimula o útero e é bastante comum ter cólicas uterinas e aumento do fluxo sanguíneo durante ou após a amamentação nos primeiros dias e semanas após o parto

- Os bebés mamam de acordo com um padrão de duas fases. Quando o bebé começa a alimentar-se, mama num padrão de sucção superficial e rápido. Este progride para uma sucção mais profunda e uma ação de deglutição à medida que o bebé se deita. A estimulação do mamilo desencadeia a libertação de mais oxitocina e prolactina, pelo que é produzido e libertado mais leite. Desta forma, quanto mais o bebé mamar, mais leite será produzido, pelo que a oferta é normalmente igual à procura.

Porquê amamentar?

- **Conhecido** como ouro líquido, o colostro (coh- LOSS-trum) é o primeiro leite materno amarelo e espesso que produz durante a gravidez e logo após o parto. Este leite é muito rico em nutrientes e anticorpos que protegem o seu bebé.
- O **seu leite materno muda à medida que o seu bebé cresce** - O colostro transforma-se no chamado leite maduro. No terceiro ou quinto dia após o nascimento, este leite materno maduro tem a quantidade certa de gordura, açúcar, água e proteínas para ajudar o seu bebé a continuar a crescer. É um tipo de leite mais fino do que o colostro, mas fornece todos os nutrientes e anticorpos de que o bebé necessita.
- **O leite materno é mais fácil de digerir** - Para a maioria dos bebés - especialmente os prematuros - o leite materno é mais fácil de digerir do que o leite artificial. As proteínas das fórmulas são feitas a partir do leite de vaca e o estômago dos bebés demora algum tempo a adaptar-se à sua digestão.

O leite materno combate as doenças - As células, as hormonas e os anticorpos do leite materno protegem os bebés das doenças. Esta proteção é única; o leite artificial não consegue igualar a composição química do leite materno humano. De facto, entre os bebés alimentados com leite artificial, as infecções dos ouvidos e a diarreia são mais comuns

As mães beneficiam com a amamentação

- No início, a amamentação pode exigir um pouco mais de esforço do que a alimentação com fórmula. Quando se amamenta, não há biberões e tetinas para esterilizar. Não tem de comprar, medir e misturar o leite em pó. E não há biberões para aquecer a meio da noite.
- **Amamentar pode ser uma sensação óptima.** As mães também podem beneficiar desta proximidade. A amamentação exige que a mãe passe algum tempo calmo e descontraído para criar laços.
- O aleitamento materno está associado a um menor risco destes problemas de saúde nas mulheres:

-Diabetes de tipo 2
-Cancro da mama
-Cancro do ovário
Depressão pós-parto

VANTAGENS DO ALEITAMENTO MATERNO

Leite materno

Nutrientes perfeitos

Facilmente digerido Eficientemente utilizado

Protege contra as infecções

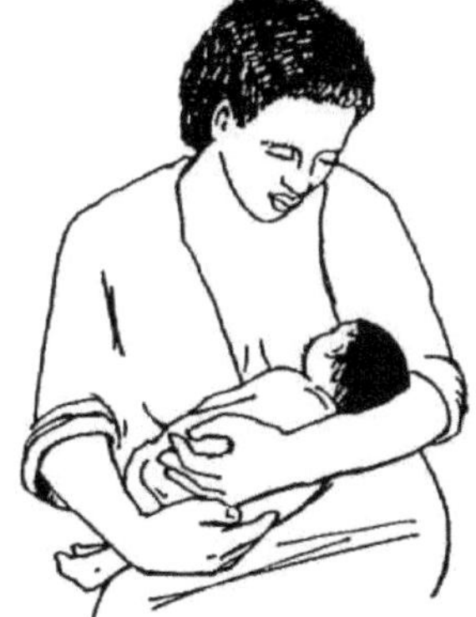

Amamentação

Ajuda a criar laços e a desenvolver-se

Ajuda a retardar uma nova gravidez

Protege a saúde das mães

Custa menos do que a alimentação artificial

Aprender a amamentar

Iniciar o aleitamento materno imediatamente após o nascimento, de preferência durante os primeiros 30 minutos. Colocar o bebé pele a pele no peito da mãe, sem interrupções, até que a primeira mamada esteja concluída. O bebé pode apenas lamber e cheirar o peito e não necessariamente sugar ativamente nas fases iniciais da amamentação.

Amamente quando o bebé estiver a mostrar ***sinais de prontidão para a alimentação precoce, antes que o bebé tenha demasiada fome*** e esteja demasiado ansioso por se alimentar ou esteja a chorar. ***A Prontidão para a Alimentação Precoce inclui:***

- Movimentos rápidos dos olhos, sob as pálpebras.
- Sons suaves de arrulhar ou suspirar.
- Movimento de sucção ou de lambidela.

- Sons de sucção.
- Inquietação.
- Movimentos de mão para a boca
- Deixar *o* bebé mamar no primeiro peito até que ele deixe de sugar e engolir eficazmente (por exemplo, sucção profunda e lenta). A duração média de uma amamentação é geralmente de 20 a 40 minutos. Os bebés devem sugar e engolir eficazmente durante pelo menos 10 a 20 minutos no total em cada mamada.
- Evitar a suplementação com outros líquidos ou alimentos nos primeiros 6 meses de vida, exceto em caso de indicação médica

engate e posicionamento

- Ao alimentar o seu bebé, é importante manter uma boa postura. Assim, os seus mamilos ficam bem à frente, o que é mais fácil para o bebé se agarrar a eles. Não deve sentir que está a carregar o peso do bebé nos seus braços, mas sim a guiá-lo para a posição correta. É tentador inclinar-se para a frente e deixar cair o mamilo na boca do bebé.
  É mais difícil para o bebé agarrar-se a ela e alimentar-se dela, o que pode provocar dores no pescoço e nas costas
- O bebé deve agarrar bem a sua aréola e o mamilo dentro da boca. O bebé puxa muito o mamilo e o tecido mamário para dentro da boca. A língua do bebé avança sobre as gengivas e o lábio inferior rola para fora. O bebé deve sentir-se confortável se estiver bem agarrado. Uma má fixação é dolorosa devido a uma pressão anormal sobre o mamilo, que pode provocar fissuras ou zonas abertas.
  Uma boa fixação tem o seguinte aspeto:
- A boca do bebé está bem aberta e os lábios estão virados para fora. O lábio inferior, em especial, está enrolado para trás e o queixo do bebé está a tocar no peito da mãe.

A tetina estará bem dentro da boca do bebé, com a ponta a tocar no palato do bebé

- O bebé mama fazendo dois movimentos simultâneos: o maxilar inferior sobe e desce e uma onda muscular (como o peristaltismo) vai da ponta para a parte de trás da língua. Por vezes, é possível ver a língua por cima do lábio inferior. Esta ação pressiona o leite para fora dos seios lactíferos, através do mamilo, para o fundo da boca do bebé.
- O bebé mama com movimentos rápidos e curtos no início, mas muda o ritmo para uma sucção profunda mais contínua à medida que o leite flui. O bebé faz pausas, que se tornam mais longas à medida que a mamada continua.

As bochechas do bebé serão arredondadas e não puxadas para dentro e, por vezes, as orelhas do bebé mexer-se-ão enquanto mama

Má fixação:

- O bebé chupa ou "mastiga" apenas a tetina, com os lábios, as gengivas ou a língua.
- A boca não está muito aberta e os lábios são sugados para dentro.
- Os lábios e as gengivas pressionam o mamilo em vez da aréola.
- A língua pode estar mal posicionada, bloqueando a protrusão do mamilo na boca do bebé.

As bochechas são puxadas para dentro

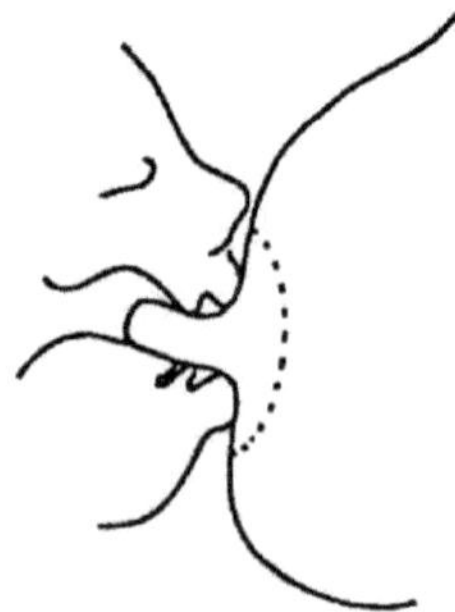

sinais de um bom fecho:

- A boca do bebé está bem aberta.

- Os lábios do bebé estão enrolados para fora e cobrem cerca de 1-1^ polegadas da área abaixo do mamilo (isto pode ser menos para um bebé pequeno ou prematuro).
- O lábio inferior do bebé cobre mais a aréola do que o lábio superior.
- O queixo do bebé é pressionado contra o peito.
- A ponta do nariz do bebé toca ligeiramente no peito.
- As bochechas do bebé parecem estar cheias e arredondadas (sem covinhas)
- A boca do bebé não escorrega do peito.
- O bebé é apoiado na posição peito a peito e o pescoço do bebé não é virado.
- A mãe sente uma forte sensação de puxão sem dor.
- A amamentação não é dolorosa.
- O bebé mostra sinais de sucção e deglutição do leite materno

Interromper o trinco

- Pressione o peito perto da boca do bebé.
- Aproxime o bebé do peito de modo a que o nariz fique coberto pelo tecido mamário.
- Puxe o queixo do bebé para baixo.
- Introduzir um dedo no canto da boca do bebé.

Pegas de amamentação e posicionamento

Pontos de controlo - Para cada posição, encoraje a mãe a verificar o seguinte:

- Está descontraída e confortável, com uma boa postura. Tem um alinhamento corporal correto.
- As costas e os braços estão bem apoiados.
- A cabeça e o corpo do bebé são apoiados.
- A cabeça do bebé está ao nível do peito.
- A orelha, o ombro e a anca do bebé estão em linha reta.
- O peito do bebé está virado para o peito da mãe (peito com peito).
- O nariz do bebé está virado para o mamilo. O queixo do bebé toca no peito.
- **SEGURAR O BEBÉ NO BRAÇO** - uma pega fácil e comum que é confortável para a maioria das mães e dos bebés. Segure o seu bebé com a cabeça dele no seu antebraço e todo o corpo dele virado para si.
- Sente-se numa cadeira que tenha apoios para os braços ou numa cama com muitas almofadas. Apoie os pés num banco, numa mesa de café ou noutra superfície elevada para evitar inclinar-se para o bebé. Segure-o ao colo (ou numa almofada no seu colo) de modo a que ele fique deitado de lado, com a cara, a barriga e os joelhos virados para si. A pélvis do bebé deve estar alinhada com a sua barriga e o nariz dele deve estar alinhado com o seu mamilo. Coloque o braço inferior dela debaixo do seu. Se ela estiver a mamar no peito direito, apoie a cabeça dela na dobra do seu braço direito. Estenda o antebraço e a mão para baixo
  As costas para apoiar o pescoço, a coluna e as nádegas. Encoste os joelhos dela ao seu corpo, ao longo ou logo abaixo do seu peito esquerdo.

Ideal para: A posição do berço funciona frequentemente bem para bebés de termo que tiveram um parto vaginal. Algumas mães dizem que esta posição dificulta a orientação da boca do recém-nascido para o mamilo, pelo que pode preferir utilizar esta posição quando o seu bebé tiver músculos do pescoço mais fortes, por volta de 1 mês de idade. As mulheres que foram submetidas a uma cesariana podem achar que esta posição exerce demasiada pressão sobre o abdómen

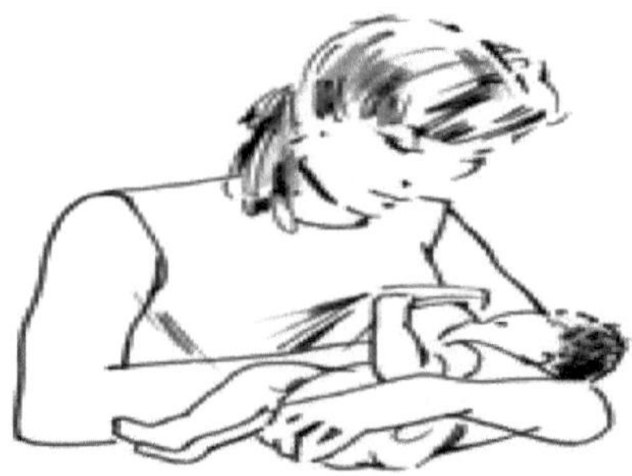

- **A preensão cruzada ou berço cruzado ou preensão de transição - esta** posição difere da preensão do berço na medida em que não apoia a cabeça do bebé com a dobra do braço. Em vez disso, os seus braços trocam de papéis. Se estiver a amamentar do peito direito, use a mão e o braço esquerdos para segurar o bebé. Vire o corpo do bebé de modo a que o peito e a barriga fiquem diretamente virados para si. Com o polegar e os dedos por detrás da cabeça e por baixo das orelhas, guie a boca do bebé para o seu peito.
- Esta posição permite que a mãe tenha o máximo controlo da cabeça do bebé durante a pega.
- ***Ideal para:*** Este suporte pode funcionar bem para bebés pequenos e para bebés que têm dificuldade em agarrar-se.
- Se o bebé for prematuro ou pequeno.
- Se o bebé tiver pouco tónus muscular.

Se o bebé tiver um reflexo de enraizamento fraco ou uma sucção fraca

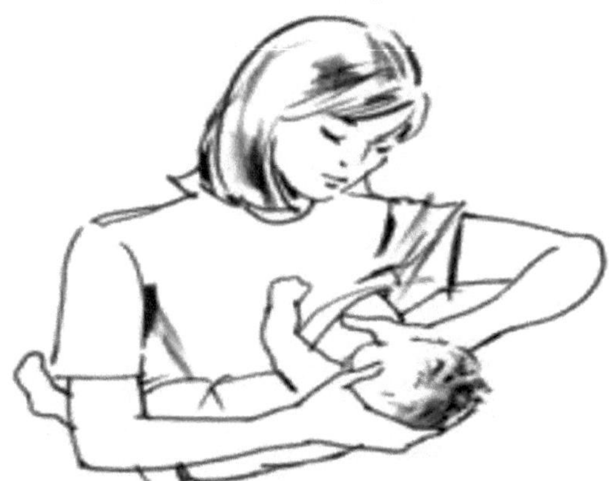

- **A POSIÇÃO DA BOLA** DE RÚGbi **OU DA BOLA *DE FUTEBOL* -** nesta posição, o bebé é colocado debaixo do braço (do mesmo lado em que está a ser alimentado), como se fosse uma bola de râguebi ou uma mala de mão. Primeiro, coloque o bebé ao seu lado, debaixo do seu braço. O bebé deve estar virado para si, com o nariz ao nível do seu mamilo e os pés a apontar para as suas costas. Apoie o seu braço numa almofada no seu colo ou mesmo ao seu lado e apoie os ombros, o pescoço e a cabeça do bebé com a sua mão. Usando uma pega em C, guie-o até ao seu mamilo, com o queixo primeiro. Mas tenha cuidado - não o empurre tanto para o seu seio que ele resista e arqueie a cabeça contra a sua mão. Utilize o seu antebraço para apoiar a parte superior das costas.
- ***Adequado para - Útil*** para mães que fizeram uma cesariana e mães com seios grandes, mamilos planos ou invertidos, ou um forte reflexo de descida e para mães de gémeos. . Também é útil para os bebés que preferem estar mais na vertical. Esta pega permite-lhe ver e controlar melhor a cabeça do seu bebé e mantê-lo afastado de uma incisão de cesariana.

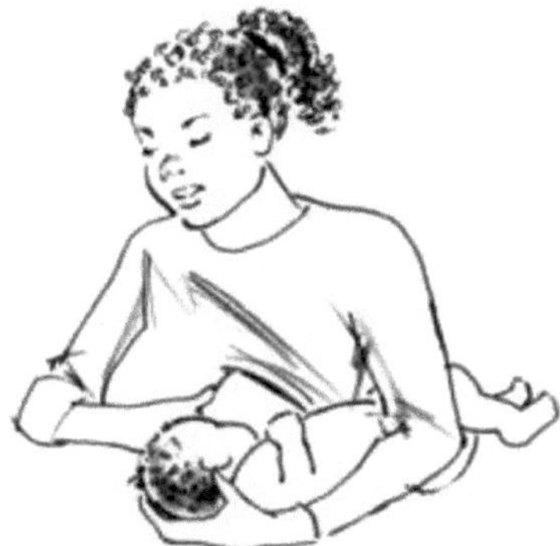

- **A posição reclinada ou deitada *de lado* -** Para amamentar deitada de lado na cama, peça ao seu parceiro ou ajudante para colocar várias almofadas atrás das suas costas para a apoiar. Pode colocar uma almofada por baixo da cabeça e dos ombros e outra entre os joelhos dobrados.
- O objetivo é manter as costas e as ancas em linha reta. Com o bebé virado para si, aproxime-o e embale a cabeça dele com a mão do seu braço inferior. Ou então, embale a cabeça do bebé com o braço de cima, colocando o braço de baixo debaixo da cabeça, fora do caminho. Se o bebé precisar de estar mais alto e mais perto do seu peito, coloque uma pequena almofada ou um cobertor dobrado debaixo da cabeça dele. O bebé não deve esforçar-se para chegar ao seu mamilo e você não deve inclinar-se para ele.

***Ideal para* -** Se a mãe achar que é demasiado doloroso sentar-se.

- Se a mãe quiser descansar enquanto amamenta (por exemplo, mamadas nocturnas).
- Se a mãe teve um parto por cesariana.
- Se a mãe tiver seios grandes.

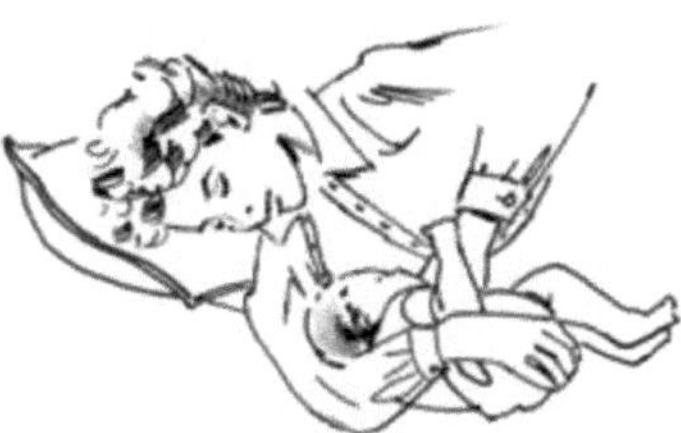

Bebé na vertical - Útil para bebés mais velhos que querem mamar sentados na vertical devido a congestão, refluxo ou infeção nos ouvidos. (Utilize almofadas para apoiar os bebés demasiado novos para se sentarem sozinhos.) Sente o bebé no seu colo, virado para si, e aproxime a cabeça dele do seu peito

***Sucção nutritiva vs. não-nutritiva*:**

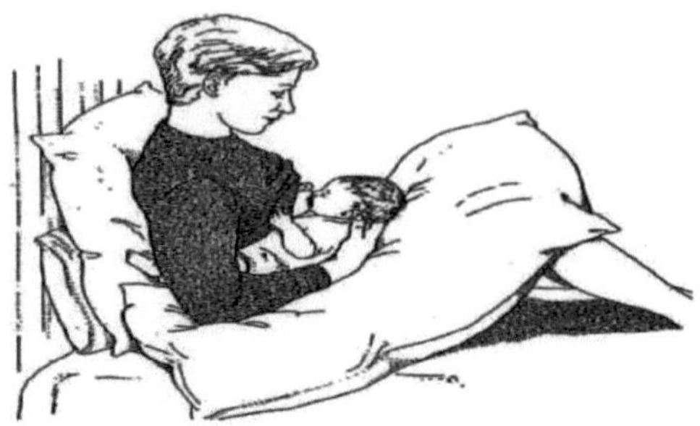

A sucção nutritiva promove a transferência de leite materno.
A sucção não nutritiva promove pouca ou nenhuma transferência de leite materno, mas tem outros objectivos.

- Aumenta o peristaltismo.
- Aumenta a secreção de fluidos digestivos.
- Diminui o choro; aumenta o efeito calmante e reconfortante para o bebé. Por exemplo, um bebé que chupa num dedo está a utilizar a sucção não-nutritiva como um mecanismo calmante auto-dirigido.

Diretrizes para avaliar a eficácia

- **Alinhamento** - Posicionamento correto; o bebé de frente para a mãe e o nariz ao nível do mamilo.
- **Pega areolar** - Trinco. Movimentos peristálticos da língua resultam numa compressão areolar efectiva. Boca larga, lábios em flange, vedação completa, cobre os tecidos areolares e circundantes.
- **Compressão areolar** - Remoção do leite materno da mama. A mandíbula move-se num movimento rítmico. As bochechas estão cheias e arredondadas durante a sucção.
- **Deglutição audível**

- Durante o ciclo de aspiração, nota-se um som silencioso ou uma pausa.
- Pode aumentar após a ocorrência do reflexo de ejeção do leite materno.
- Padrão coordenado de sugar-engolir-respirar (1:1:1).
- Pode ser precedido de vários movimentos de sucção durante o início da alimentação.

PROBLEMAS COMUNS E FISIOTERAPIA GESTÃO

> Mamilos **doridos - Os mamilos doridos** são uma das queixas mais comuns das mães recentes e uma das razões mais frequentes pelas quais as mães deixam de amamentar mais cedo do que pretendiam Os mamilos doridos podem ter uma ou mais causas subjacentes que podem estar relacionadas com a mãe e/ou o bebé. As duas causas mais comuns de mamilos doridos são a pega incorrecta e o posicionamento incorreto.

OBSERVAÇÃO E AVALIAÇÃO

Avaliar a dor e o aspeto dos mamilos:

- Mamilos doridos, dolorosos, com ardor e/ou comichão.
- Mamilos que parecem estar cor-de-rosa ou vermelhos, feridos, com bolhas, rachados, brilhantes, escamosos e/ou a sangrar.
- Descarga de fissuras ou feridas no mamilo.
- Uma bolha branca na abertura de um dos canais nos mamilos.
- Tempo de duração da dor. Dor nos mamilos que pode diminuir após a pega inicial e/ou pode persistir durante a amamentação e entre mamadas.
- Mamilos que parecem branqueados e dolorosos após a amamentação.
- Localização da dor no mamilo.

Causas possíveis ou factores contribuintes

- Técnicas incorrectas de engate e posicionamento
- Uma má pega ou o impulso da língua podem resultar em dor na parte superior ou na ponta do mamilo.
- A pressão da mão da mãe sobre o peito pode inclinar o mamilo para cima, o que faz com que este

esfregue o palato duro.

- A posição das mãos da mãe sobre o peito pode inclinar o mamilo de modo a que o bebé "acaricie" a parte inferior do peito com a língua.
- O bebé não está virado para o peito e tem de virar a cabeça para engolir.
- O nariz do bebé não está ao nível da tetina e não consegue inclinar a cabeça para trás para pegar corretamente no peito.
- Mamas ingurgitadas ou mamilos invertidos ou planos
- Tirar o bebé do peito de forma incorrecta.
- Utilização incorrecta ou excessiva de bombas tira leite
- Pensos para seios húmidos ou pensos com revestimento de plástico.
- Utilização de conchas de peito pouco ventiladas.
- Lavar a tetina com água ou sabão antes de cada amamentação.
- Resíduos de detergente no sutiã ou na roupa.
- Menstruação ou mamilos extremamente sensíveis.
- Sensibilidade e/ou utilização excessiva de cremes e pomadas para os mamilos.
- Dermatite, eczema, impetigo, sarna, herpes ou outras doenças de pele. . Candidíase, mastite ou outras infecções.
- Vasoespasmo do mamilo (quando o bebé deixa de mamar, o mamilo fica branqueado e tem uma dor ardente. Passados alguns minutos, o mamilo volta à sua cor normal e a sensação de ardor muda para uma dor latejante. É necessária uma avaliação mais aprofundada para determinar se a causa é uma possível candidíase ou um fenómeno de Raynaud).

Avaliar o bebé para detetar possíveis causas

Sucção ineficaz

- Uma sucção muito agressiva e forte. Pode estar associada a hipertonia.
- Paladar alto e arqueado.
- Candidíase
- Recuo do queixo.
- Utilização de tetinas artificiais e outros dispositivos (por exemplo, tetinas de biberão, chupetas, protectores de tetina).
- Dentição e mordedura do peito por um bebé mais velho.

O que pode fazer

- Se o seu bebé estiver a mamar apenas no mamilo, interrompa suavemente a sucção do bebé para o peito colocando um dedo limpo no canto da boca do bebé e tente novamente. (O mamilo não deve parecer achatado ou comprimido quando sai da boca do bebé. Deve parecer redondo e comprido, ou ter a mesma forma que tinha antes da mamada).
- Assegurar que o reflexo de expulsão do leite é iniciado. O enraizamento e a sucção do bebé são os estímulos naturais para a expulsão do leite quando a amamentação é iniciada cedo e o bebé está calmo, antes de ter fome excessiva e começar a chorar
- Tente mudar de posição de cada vez que amamenta. Isto coloca a pressão numa parte diferente do peito.
- Depois de amamentar, extraia algumas gotas de leite e esfregue-as suavemente nos mamilos com as mãos limpas. O leite humano tem propriedades curativas naturais e emolientes que acalmam. Experimente também deixar os mamilos secar ao ar livre depois de os amamentar, ou use uma roupa de algodão macia.
- Evite usar soutiens ou roupas demasiado apertadas que exerçam pressão sobre os mamilos.
- Evite utilizar sabão ou pomadas que contenham adstringentes ou outros produtos químicos nos seus mamilos. Lavar com água limpa é tudo o que é necessário para manter os mamilos e os seios limpos.
- Se necessário, massajar suavemente os seios. Aplicar calor húmido ou seco nos seios durante alguns minutos antes ou durante a massagem, até que ocorra a descida.
- Se apenas um mamilo estiver dorido e a amamentação tiver de ser iniciada nesse lado, amamentar primeiro no lado sem dor até que a amamentação ocorra e depois passar para o lado dorido.
- Adormecer o mamilo imediatamente antes de pegar no bebé, aplicando gelo envolto num pano sobre o mamilo dorido durante alguns segundos. Evite a exposição prolongada ao gelo, pois pode inibir o

reflexo de dejeção ou danificar o mamilo.

> **ENGORDAGEM**

- O ingurgitamento pode ocorrer quando o leite entra. Trata-se de um inchaço incómodo dos seios que tende a ocorrer entre 2 a 4 dias após o parto. O inchaço pode limitar o fluxo de leite ao comprimir os ductos. O peito pode ficar muito duro, o que dificulta a pega e a alimentação do bebé.
- O ingurgitamento pode levar ao entupimento dos ductos ou a uma infeção mamária

Possíveis factores contribuintes ou causas

Avaliar a mãe para:

- Técnicas de engate e posicionamento deficientes
- Utilização de suplementos e chupetas.
- Restringir a frequência e a duração das mamadas.
- Parar temporariamente a amamentação sem extrair leite para as mamadas em falta.
- Desmame abrupto.
- Patologia mamária anormal subjacente (por exemplo, ductos de leite não patentes).
- - Stress e fadiga.

Avaliar o bebé para:

- Sucção ineficaz
- Utilização de chupetas.
- *O melhor tratamento do ingurgitamento é a prevenção*
- Verificar primeiro se o fecho e o posicionamento estão incorrectos
- Comprimir o peito quando a sucção do bebé se torna menos eficaz
- Aplicar frio nos seios amolecidos durante alguns minutos após a amamentação
- Extrair à mão ou bombear um pouco de leite para amolecer o peito, a aréola e o mamilo antes de amamentar

Usar um sutiã bem ajustado e de suporte que não seja demasiado apertado.

GESTÃO DA FISIOTERAPIA

- Ultrassom
- A amamentação por exigência e a utilização de calor imediatamente antes da amamentação, para ajudar o leite a fluir, e de frio entre as mamadas, para reduzir o inchaço, são úteis. Diz-se que as folhas de couve são reconfortantes, especialmente se forem guardadas no congelador e colocadas no sutiã de maternidade entre as mamadas.

> **CONDUTAS OBSTRUÍDAS**

- Os ductos entupidos ou bloqueados ocorrem quando um ou mais ductos colectores dentro da mama ficam obstruídos com células e outros componentes do leite materno. Os factores contribuintes podem incluir a estagnação do leite ou a pressão externa aplicada em áreas específicas da mama.
- Um ducto de leite entupido parece um caroço sensível e dorido no peito. Não é acompanhada de febre ou de outros sintomas. Acontece quando um canal de leite não é drenado corretamente e fica inflamado. Depois, a pressão acumula-se por detrás do tampão e o tecido circundante fica inflamado. Normalmente, um ducto entupido ocorre apenas numa mama de cada vez.

Possíveis factores contribuintes ou causas

- Remoção ineficaz do leite materno e drenagem inadequada da mama
- Engorgitamento (
- Fornecimento excessivo de leite materno
- Pressão externa numa zona específica da mama

por exemplo, - o dedo da mãe a pressionar o peito

- sutiã ou vestuário constritivo
- correias de um porta-bebés
- dormir sempre do mesmo lado ou
- segurando sempre o bebé da mesma forma.

- Dificuldades de posicionamento.

Os ductos obstruídos mal geridos podem evoluir para mastite

O que pode fazer

- Amamentar frequentemente no lado afetado, de duas em duas horas. Isto ajuda a soltar o tampão e mantém o leite a circular livremente.

- Massajar a área, começando por trás do ponto dorido. Utilize os seus dedos num movimento circular e massaje em direção ao mamilo.
- Utilizar uma compressa quente sobre a zona dorida.
- Durma mais ou relaxe com os pés para cima para ajudar a acelerar a cura. Muitas vezes, um ducto entupido é o primeiro sinal de que a mãe está a fazer demasiado.
- O tratamento fisioterapêutico consiste em ultra-sons e efleurage ou massagem drenante para desobstruir os canais.
- Amamentar frequentemente no lado afetado, de duas em duas horas. Isto ajuda a soltar o tampão e mantém o leite a circular livremente.

- Massajar a área, começando por trás do ponto dorido. Utilize os seus dedos num movimento circular e massaje em direção ao mamilo.
- Utilizar uma compressa quente sobre a zona dorida.
- Durma mais ou relaxe com os pés para cima para ajudar a acelerar a cura. Muitas vezes, um ducto entupido é o primeiro sinal de que a mãe está a fazer demasiado.
- O tratamento fisioterapêutico consiste em ultra-sons e efleurage ou massagem drenante para desobstruir os canais.

> **MASTITE**

- A mastite é uma doença inflamatória da mama, que pode ou não ser acompanhada de uma infeção.
- ***Avaliar a mãe quanto a possíveis sintomas:***

- Sintomas unilaterais mais frequentemente no quadrante superior externo, mas podem ocorrer em qualquer local, incluindo sob a axila.
- Vermelha, quente, inchada.
- Dores intensas.
- Sintomas semelhantes aos da gripe (por exemplo, arrepios, dores, fadiga).
- Febre
- Possibilidade de início súbito.

GESTÃO

Promove a remoção eficaz e regular do leite.

- Não deixar de alimentar o bebé.
- Promover o fluxo de leite com um banho quente ou uma compressa ou pacote quente. Em seguida (ou durante o banho ou duche), massajar suavemente o peito, assegurando que as zonas bloqueadas são cobertas.
- Iniciar a alimentação no peito afetado.
- Se a dor inibir a descida, a alimentação pode começar no seio não afetado, passando depois para o lado afetado assim que a descida for conseguida; a amamentação é frequentemente mais confortável assim que o leite estiver a fluir
- Se a dor impedir a amamentação, retirar o leite à mão ou com uma bomba
- Posicione o bebé no peito de forma a que o queixo fique sobre o bloqueio
- Variar a posição do bebé no peito para que todos os canais sejam esvaziados
- Assegurar que o peito é totalmente esvaziado após o bebé ter acabado de mamar
- Quando o peito estiver drenado, massajar o peito em direção ao mamilo

Diminuir a dor e o inchaço

- Pacotes de frio (especificamente após a alimentação) e/ou folhas de couve fria
- Identificar e massajar eficazmente as condutas obstruídas
- Os ultra-sons abrem os canais e promovem a circulação
- Para além da remoção eficaz do leite materno da mama, a mastite infecciosa pode também necessitar de tratamento com antibióticos
- **MAMILOS PLANOS E INVERTIDOS**
- Algumas mulheres têm mamilos que se viram para dentro em vez de sobressaírem ou que são planos e não sobressaem. Por vezes, os mamilos também podem ficar temporariamente achatados devido a ingurgitamento ou inchaço durante a amamentação. Os mamilos invertidos ou planos podem por vezes

dificultar a amamentação.

- O teste da pinça do mamilo pode ser efectuado para esclarecer se um mamilo é plano ou invertido.
- Teste de compressão do mamilo: Comprimir suavemente a aréola a cerca de 2,5 cm da base do mamilo, colocando o polegar num dos lados da aréola e o indicador no lado oposto. O mamilo pode parecer saliente, plano ou invertido antes de se efetuar o teste de aperto do mamilo.

Possíveis causas ou factores contribuintes

Uma aréola que não é elástica e é difícil de comprimir. Este tipo de aréola dificulta a pega do bebé ao peito.

- Uma aréola ingurgitada que pode achatar um mamilo normalmente saliente. Este é o caso mais provável se a mãe não tiver tido um mamilo plano até ao nascimento.
- Aderências que ligam o mamilo ao tecido mamário interno.
- Tecido conjuntivo menos denso localizado por baixo do mamilo.
- História de cirurgia mamária ou piercing no mamilo.

GESTÃO

- As conchas mamárias e a preparação dos mamilos (técnica de Hoffman) são frequentemente recomendadas para ajudar a everter mamilos planos ou invertidos.
- A técnica de Hoffman tem como objetivo soltar as aderências. Colocar os dois polegares opostos um ao outro na base do mamilo. Pressione com firmeza e, ao mesmo tempo, afaste os polegares um do outro. Rodar os polegares à volta da base do mamilo.
- Conchas para seios - As conchas para seios são dispositivos de plástico de duas peças que podem ser usados sobre o mamilo e a aréola para everter mamilos planos ou retraídos.
- **Protectores de mamilo - Um** protetor de mamilo é um mamilo e uma aréola artificiais com a forma de um chapéu de sol flexível e é feito de um material sintético como o silicone.

Possíveis contra-indicações para o aleitamento materno relacionadas com a mãe

- lesão ativa de herpes na mama ou no mamilo.
- VIH positivo
- As mães que sofrem de psicose grave, eclâmpsia ou choque podem não conseguir amamentar durante um período de tempo.
- As mães que tomam um medicamento contraindicado durante a amamentação não podem amamentar enquanto o medicamento estiver presente e ativo.

REFRÊNCIAS

ACOG. Comité de Prática Obstétrica. Exercício durante a gravidez e o período pós-parto. Opinião do Comité ACOG 267. Obstetrics & Gynecology 99:171-173, 2002.

ACPWH (2011)-Guidance for Health Professionals: Pregnancy related Pelvic Girdle Pain (dor na cintura pélvica relacionada com a gravidez, anteriormente conhecida como disfunção da sínfise púbica (SPD)), acedido em 5 de novembro de 2011

Albert ,H.S., Mengshoel, A.M., Bjelland, E.K., Vollestad, N.K. (2010) Pina da cintura pélvica, testes clínicos e incapacidade no final da gravidez. Manual Therapy, 15, pp.280- 285

Colégio Americano de Obstetrícia e Ginecologia: Exercise during pregnancy and the postpartum period (Exercício durante a gravidez e o período pós-parto). *Clin J Obstet Gynecol* 2003;46:496-9

Artal R, Buckmeyer PJ. Exercise during pregnancy and postpartum. Comtemporary OB/GYN 1995;62(5):62-90.

Artal R, Masaki DI, Khodiguian N, et al. Prescrição de exercício na gravidez: exercício com ou sem suporte de peso. AmJ Obstet Gynecol. 1989;161:1464- 1469.

Artal R, O'Toole M. Guidelines of the American College of Obstetricians and Gynecologists for exercise during pregnancy and the postpartum period (Diretrizes do Colégio Americano de Obstetras e Ginecologistas para o exercício durante a gravidez e o período pós-parto). Br J Sports Med 2003;37(1):6-12.

Artal R, Wiswell RA, Drinkwater BL, eds. Exercise in Pregnancy, 2ª ed. Baltimore: Williams & Wilkins, 1991.

Boissonault, J.S., (2001) Margie Polden Memorial Lecture: Positioning in labour and delivery for women with pre-existing spine or pelvic girdle dysfunction. Journal of Association of Chartered Physiotherapists in Women "s Health, 90, pp.3-5

Borg-Stein, J., & Dugan, S.A. (2007). Musculoskeletal disorders of pregnancy, delivery and postpartum (Distúrbios músculo-esqueléticos da gravidez, parto e pós-parto). *Clínicas de Medicina Física e Reabilitação da América do Norte, 18*(3), 459-476,

Borg-Stein, J., Dugan, S.A., & Gruber, J. (2005). Musculoskeletal aspects of pregnancy (Aspectos músculo-esqueléticos da gravidez). *American Journal of Physical Medicine and Rehabilitation, 84*(3), 180192.

Bullock-Saxton J. Alterações músculo-esqueléticas no período perinatal. In: Sapsford R, Bullock-Saxton J, Markwell S. Women's health: a textbook for physiotherapists. Londres: WB Saunders Co Ltd.; 1998. p. 134-61.

Bundsen P, Ericson K. (1982) Pain relief in labour by transcutaneous electrical nerve stimulation Aspectos de segurança. Ata Obstet and Gynaecol Scand 61(1):1-5.

Carlson HL, Carlson NL, Pasternak BA, et al: Understanding and managing the back pain of pregnancy. *Curr Womens Health Rep* 2003;3:65-71

Chesnutt AN. Physiology of normal pregnancy. Crit Care Clin 2004;20:609-15.

Cohen ME, Thomson KJ. Estudos sobre a circulação na gravidez. I. The velocity of blood flow and related aspects of the circulation in normal pregnant women. J Clin Invest 1936;15:607-25.

Colson, S. (2005a). Posições de amamentação materna, será que acertámos? (1). *The Practising Midwife, 8*, 10, 24-27.

Colson, S.D., Meek, J.H., & Hawdon, J.M. (2008). Optimal positions for the release of primitive neonatal reflexes stimulating breastfeeding. *Early Human Development, 84*, 441-449.

Comité de Prática Obstétrica. Exercício físico durante a gravidez e o período pós-parto: Número 267. Int J Gynecol Obstet 2002; 77(1):79-81.

Cugell DW, Frank NR, Gaensler EA, Badger TL. Pulmonary function in pregnancy. I. Observações em série em mulheres normais. Am Rev Tuberc 1953;67:568-97.

Dumas GA, Reid JG, Wolfe LA, Griffin MP, McGrath MJ. Exercício, postura e dor nas costas durante a gravidez - parte 1: exercício e postura. Clin Biomech 1995;10(2):98-103.

Gavad JA, Artal R. Effect of exercise on pregnancy outcome (Efeito do exercício no resultado da gravidez). Clin Obstet Gynecol 2008;51(2):467-480.

Gee JB, Packer BS, Millen JE, Robin ED. Pulmonary mechanics during pregnancy (Mecânica pulmonar durante a gravidez). J Clin Invest 1967;46:945-52.

Goldsmith LT, Weiss G, Steinetz BG. Relaxin and its role in pregnancy. Endocrinol Metab Clin North Am 1995;24:171-86.

Hill PD, Humenick SS. The occurrence of breast engorgement (A ocorrência de ingurgitamento mamário). J Hum Lactation. 1994;10:79-86.
Howell CJ: Transcutaneous nerve stimulation (TNS) in Labor, em Keirse MJNC, Renfew MJ, Neilson JP, et al (eds): *Pregnancy and Childbirth Module. Base de Dados Cochrane de Revisões Sistemáticas, Colaboração Cochrane, Edição 2*. Oxford, Update Software, 1995
Jones R. Conceitos actuais de reabilitação dos músculos do pavimento pélvico. Orthopaedic Division Review, Associação Canadiana de Fisioterapia. Victoria (BC): Manning Press, Ltd.; 2002. p. 17-9.
Kardel KR, Johansen B, Voldner N, Iversen PO, Henriksen T. Association of aerobic fitness in late pregnancy and duration of labor in nulliparous women (Associação entre a aptidão aeróbica no final da gravidez e a duração do trabalho de parto em mulheres nulíparas). Ata Obstet Gynecol Scand 2009;88(8):948-952.
Keriakos R, Bhatta SR, Morris F, Mason S, Buckley S. (2011) Pelvic girdle pain during pregnancy and puerperium (Dor na cintura pélvica durante a gravidez e o puerpério). J Obstet Gynaecol. Out; 31(7):pp.572-80
Kessler RM, Hertling D: Management of Common Musculoskeletal Disorders: Physical Therapy, Principles and Methods. Philadelphia, PA, Harper & Row, Publishers Inc, 1983, pp 122, 134,346-348
Kochan-Vintinner A. In:Wolfe L, Mottola M, editores. Vida ativa durante a gravidez. [Brochura. Inclui conselhos específicos sobre técnicas de exercício. Patrocinado pela Society of Obstetricians and Gynaecologists of Canada e Health Canada]. Ottawa: Sociedade Canadiana de Fisiologia do Exercício; 1999. p. 5-6.
Kramer, M.S. Aerobic exercise for women during pregnancy (Cochrane Review). Em: The Cochrane Library, Issue 4. Oxford: Update Software, 2002.
Kristiansson P, Svardsudd K, von Schoultz B: Serum relaxin, symphyseal pain, and back pain during pregnancy. *Am J Obstet Gynecol* 1996;175:1342-7
Lewis B, Avery E, Sherwood N, Martinson B, Crain AL. The effect of exercise during pregnancy on maternal outcomes: practical implications for practice. Am J Lifestyle Med 2008;2(9):441-455.
Livingstone L. Gestão pós-natal. In: Sapsford R, Bullock-Saxton J, Markwell S. Women's health: a textbook for physiotherapists. London: WB Saunders Co. Ltd.; 1998. p. 220-46.
Maly BJ: Princípios de reabilitação no tratamento de pacientes ginecológicas e obstétricas. Arch Phys
Mantle MJ, Greenwood RM, Currey HL: Dor nas costas durante a gravidez. *Rheumatol Rehabil* 1977;16:95-101
McIntyre IN, Broadhurst NA: Tratamento eficaz da dor lombar na gravidez. *Aust Fam Physician.* 1996;25(9 suppl 2):S65-7
McLachlan Z, Milne EJ, Lumley J, Walker BL. Tratamento com ultra-sons para o ingurgitamento mamário: um ensaio aleatório duplo cego. *Aust J Physiotherapy* 1991;**37**:23-9
Med Rehabil 61:78-81,1980
Minig, L., Trimble, E.L., Sarsotti, C., Sebastiani, M.M., & Spong, C.Y. (2009). Construindo a base de evidências para aconselhamento pós-operatório e pós-parto. *Obstetrícia e Ginecologia, 114*(4), 892-900
Mitchell L: Simple Relaxation. Londres, Reino Unido, John Murray (Publishers) Ltd, 1977
Moore K, Dumas GA, Reid JG. Alterações posturais associadas à gravidez e sua relação com a dor lombar. Clin Biomech 1990;5(3):169-74.
Morkved S, Bo K, Schei B, et al: Treino dos músculos do pavimento pélvico durante a gravidez para prevenir a incontinência urinária: A single blind randomized controlled trial. *Obstet Gynecol* 2003; 101:3139
Morkved S, Bo K. The effect of post-natal exercises to strengthen the pelvic floor muscles (O efeito dos exercícios pós-natais para fortalecer os músculos do pavimento pélvico). Ata Obstet Gynecol Scand 1996;75(4):382-5.
Noble E. Os músculos abdominais. In: Essential exercises for the childbearing year: a guide to health and comfort before and after your baby is born. 4ª ed. Boston: Houghton Mifflin; 2003. p. 88-105.
Noble E: Essential Exercises for the Childbearing Year, rev ed., Boston, MA, Houghton Mifflin Co. Boston, MA, Houghton Mifflin Co, 1982, pp 7, 82-120

O "Sullivan, P & Beales, D.J (2007) Diagnóstico e classificação das perturbações da dor da cintura pélvica - Parte 1. Uma abordagem baseada em mecanismos no âmbito de uma estrutura biopsicossocial. Terapia Manual 12, pp.86-9

Paisley T.S., E.A. Joy, e R.J. Price. Exercício durante a gravidez: Uma abordagem prática. Current Sports Medicine Reports 2:325-330, 2003.

Perkins J, Hammer RL, Loubert PV. Identification and management of pregnancy- related low back pain. J Nurse Midwifery 1998;43(5):331-40.

Pipp L: Estimulação eléctrica nervosa transcutânea: Compêndio de literatura selecionada sobre TENS. Boletim da Secção de Obstetrícia e Ginecologia, Associação Americana de Fisioterapia 7(3):12-24,1983

Ramsay DT, Kent JC, Hartmann RA e Hartmann PE (2005), "Anatomy of the Lactating Human Breast Redefined With Ultrasound Imaging", *Journal of Anatomy,* 206 (6), pp 525-534

Ritchie JR: Considerações ortopédicas durante a gravidez. *Clin Obstet Gynecol* 2003;46:456-66

Saunders HD: Evaluation, Treatment, and Prevention of Musculoskeletal Disorders (Avaliação, tratamento e prevenção de perturbações músculo-esqueléticas). Minneapolis, MN, Anderberg-Lund Printing Co, 1985, p262

Schuurmans N, Lalonde A. Healthy beginnings: your handbook for pregnancy and birth. [Informações e conselhos sobre questões anteparto, intraparto e pós-parto, incluindo exercício físico.] Ottawa: Society of Obstetricians and Gynaecologists of Canada; 1998

Shearer M: Ensino do exercício pré-natal: Parte 1. Postura. Birth and Family Journal 8(2): 105-108, 1981

Snowden HM, Renfrew MJ, Woolridge MW. Treatments for breast engorgement during lactation (tratamentos para o ingurgitamento mamário durante a lactação). Cochrane Database Syst Rev. 2001;2:CD000046.

Southern Health (2008) *Normas de prática de aleitamento materno - diretrizes de informação e educação* (CP-MA122) Protocolos e diretrizes clínicas, Maternidade.

Sterfield B. Physical activity and pregnancy outcome (Atividade física e resultados da gravidez): Review and recommendations. Medicina Desportiva 23:33-47, 1997

Wang SM, Dezinno P, Maranets I, et al: Low back pain during pregnancy: Prevalência, factores de risco e resultados. *Obstet Gynecol* 2004;104:65-70

Wise RA, Polito AJ, Krishnan V. Respiratory physiologic changes in pregnancy (Alterações fisiológicas respiratórias na gravidez). Immunol Allergy Clin North Am 2006;26:1-12.

Wolfe LA, Preston RJ, Burggraf GW, et al. Effects of pregnancy and chronic exercise on maternal cardiac structure and function. Can J Physiol Pharmacol. 1999;77:909- 917.

Wong MW: Factores associados aos sintomas de dor nas costas durante a gravidez e à persistência da dor 2 anos após a gravidez. *Ata Obstet Gynecol Scand* 2003;82:1086-91

Organização Mundial de Saúde (OMS). Proteger, promover e apoiar o aleitamento materno: o papel especial dos serviços de maternidade. Genebra: Uma declaração conjunta da OMS/UNICEF; 1989.

Young, G.and Jewell, D. (2002) Interventions for preventing and treating pelvic and back pain in pregnancy. Base de dados Cochrane Syst Rev;(1):CD001139

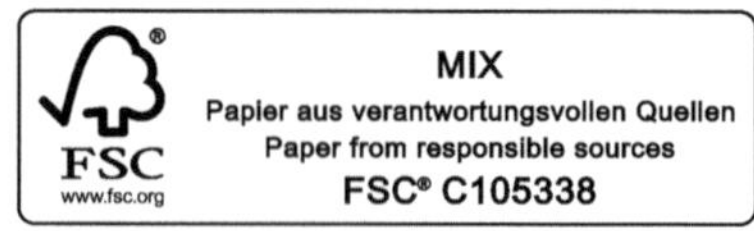

Printed by Books on Demand GmbH, Norderstedt / Germany